Elsie Antonieta Saavedra Alvarado
Carlos Julio Saavedra Alvarado
Maddelyn Teresa Cotto Aguilar

# Plano de intervenção para a prevenção de riscos profissionais

Elsie Antonieta Saavedra Alvarado
Carlos Julio Saavedra Alvarado
Maddelyn Teresa Cotto Aguilar

# Plano de intervenção para a prevenção de riscos profissionais

## Zona de esterilização hospitalar

ScienciaScripts

**Imprint**



Cover image: www.ingimage.com

This book is a translation from the original published under ISBN 978-620-0-03340-6.

Publisher:
Sciencia Scripts
is a trademark of
Dodo Books Indian Ocean Ltd. and OmniScriptum S.R.L publishing group

120 High Road, East Finchley, London, N2 9ED, United Kingdom
Str. Armeneasca 28/1, office 1, Chisinau MD-2012, Republic of Moldova, Europe
Managing Directors: Ieva Konstantinova, Victoria Ursu
info@omniscriptum.com

Printed at: see last page
**ISBN: 978-620-2-77971-5**

# *PLANO DE INTERVENÇÃO PARA PREVENIR OS RISCOS PROFISSIONAIS NA ZONA DE ESTERILIZAÇÃO.*

*AUTORES:*

*LIC. SAAVEDRA ALVARADO ELSIE ANTONIETA, MGS. SAAVEDRA ALVARADO CARLOS JULIO, MGS.*
*LIC. COTTO AGUILAR MADDELYN TERESA, MGS.*

## DEDICAÇÃO

*Dedicamos esta investigação ao SENHOR DEUS Todo-Poderoso e aos nossos PAIS E IRMÃOS.*

*A JEOVÁ DEUS Todo-Poderoso, porque tem estado connosco em cada passo que damos, cuidando de nós e dando-nos força para continuar, aos meus PAIS E IRMÃOS, que ao longo da nossa vida zelaram pelo nosso bem-estar e formação, sendo o apoio em todos os momentos. Depositaram toda a sua confiança em cada desafio que enfrentámos, nunca duvidando da nossa inteligência e capacidade por um único momento.*

*É por isso que somos o que somos atualmente.*

***Autores***

**OBRIGADO**

*A JEOVÁ DEUS Todo-Poderoso por ser o objetivo transcendental do nosso caminho, que nos permitiu avançar lutando em busca do nosso progresso, com humildade, simplicidade e dedicação para alcançar cada objetivo.*

*Aos meus PAIS e IRMÃOS pela sua perspicácia e apoio incondicional para concluir esta etapa da minha vida profissional.*

***Autores***

## ÍNDICE DE CONTEÚDOS

## RESUMO EXECUTIVO

*O objetivo primordial do presente trabalho de investigação é a proposta de um Plano de Intervenção para evitar o risco laboral na área da esterilização no Hospital Geral Dr. Liborio Panchana Sotomayor, Cantão de Santa Elena e Município de Santa Elena.*
*Antes de executar o desenho da proposta delineada, foi feita uma análise dos componentes que conformam as estratégias para evitar os riscos laborais, ter bases teóricas e poder cumprir à cabala o objetivo proposto.*
*A fonte primordial de informação são as entrevistas que foram realizadas aos envolvidos com o processo como são; Enfermeiros que manifestaram a necessidade de melhorar e evitar os riscos laborais, também os inquéritos realizados que foram de máxima contribuição, pois contribuíram para verificar a ideia a defender do presente trabalho.*
*O andamento desta investigação é fundamentado bibliograficamente por meio de teorias cientificamente comprovadas que nortearam a estruturação do plano de intervenção para evitar o risco laboral na área de esterilização.*
*Ultimamente a proposta foi constituída com base na conceção de um plano de intervenção que se baseia em três elementos, que permitirão: 1. Desenho e sistematização de um plano de formação, 2. Plano de saúde laboral e prevenção de riscos, 3. Cronograma de socialização da formação em riscos e medidas de prevenção laboral.*

***Palavras chave**: plano, riscos, administração, indicadores, saúde, factores.*

# INTRODUÇÃO

## Antecedentes da investigação .

O objetivo dos riscos profissionais no domínio da esterilização é identificar os riscos que podem ocorrer com o pessoal de saúde, determinar os efeitos negativos causados por esses riscos, elaborar um plano de medidas destinadas a preveni-los e servir igualmente de instrumento para unificar os critérios de prevenção.
A grande maioria dos acidentes de trabalho são evitáveis, especialmente os graves e fatais; os acidentes de trabalho não são consequência de uma maldição bíblica ou de um tributo inevitável do trabalho, os acidentes são o resultado da consequência da falta de práticas preventivas que na sua natureza são conhecíveis e aplicáveis, é precisamente a falta de implementação de tais medidas, as causas dos acidentes e outros danos à saúde dos trabalhadores, de acordo com a pesquisa realizada pela Dra. María de Lourdes Velasco no Hospital Carlos Andrade Marín na cidade de Quito em 2018. (Velasco, 2018)
Os riscos profissionais existentes na área da esterilização incluem todos os procedimentos físicos, mecânicos, biológicos e, de preferência, químicos utilizados para destruir os germes patogénicos, nos quais são efectuadas manobras críticas e semi-críticas, uma vez que o pessoal corre o risco de sofrer intoxicações, queimaduras, problemas pulmonares e fadiga visual, e o pessoal que trabalha nesta área não tem conhecimento do Manual de Normas e Procedimentos do Ministério da Saúde Pública, 2020. (Saúde Pública, 2020)
Para além dos riscos associados à própria atividade e independentemente do tipo de esterilização realizada, como a manipulação de cargas ou movimentos repetitivos, os diferentes processos para conseguir a esterilidade implicam uma série de perigos inerentes à própria natureza do processo, desde as queimaduras associadas às altas temperaturas até ao carácter cancerígeno e mutagénico de alguns agentes químicos esterilizantes, segundo Castro Sabio, Psicólogo Alfonso. Unidad Periférica de Prevención de Riesgos Laborales/Servicio de Medicina Preventiva / Complejo Hospitalario Universitario Juan Canalejo, Espanha 2017. (Castro, 2017) Para (NIOSH) Publicação n.º 2000-108, novembro de 2007. "Riscos profissionais na esterilização; podem ser infecções agudas e crónicas, reacções alérgicas e tóxicas causadas por agentes biológicos e seus derivados, demonstrando a necessidade de estabelecer um Manual de Normas e Procedimentos sobre riscos profissionais na unidade central de esterilização". (NIOSH, 2007)Segundo Martha Rodríguez González do Centro Internacional de Restauração Neurológica (CIREN), Havana, Cuba (2015). O centro de esterilização de um centro de saúde é considerado o coração do centro, uma vez que é onde são armazenados quase todos os materiais utilizados para manobras críticas e semi-críticas nos cuidados clínicos dos pacientes, que devem ser submetidos a um processo de limpeza, desinfeção e esterilização; é também responsável pelo armazenamento e distribuição do material médico-cirúrgico necessário e pela preparação do material para curas. Hoje em dia, devido ao elevado nível científico alcançado, a realização de procedimentos complexos é cada vez maior, o que exige dispositivos médicos de óptima qualidade (Rodriguez, 2015).

**A declaração do problema .**

Em Espanha, na área da esterilização, um dos problemas mais relevantes em termos de acidentes de trabalho e doenças profissionais é, sem dúvida, a desinformação. A informação é fundamental, não como uma ação finalista, mas como um meio para aprofundar o conhecimento das situações do nosso meio ambiente e, especificamente, no local de trabalho, o conhecimento das condições de trabalho. Da mesma forma, se recolhermos uma amostra entre os cidadãos sobre quais os recursos que valorizam e consideram prioritários, a maioria responderá saúde e informação. (Patón, 2021).

Em El Salvador, no início de 2008, os acidentes de trabalho foram legalmente regulamentados e atualmente existem poucas instituições que promovem a saúde e segurança no trabalho, tais como: o Ministério do Trabalho e Segurança Social através do Departamento de Saúde Ocupacional, o Instituto Salvadorenho de Segurança Social através do Departamento de Saúde Ocupacional e a Fundação Industrial para a Prevenção de Riscos Ocupacionais (FIPRO), demonstrando falta de socialização de um Plano de Proteção de Riscos Ocupacionais. na área de esterilização de unidades hospitalares em países da América Central (Escuela de Ingenieria Biomédica, 2017).

Na cidade de Bogotá, no Hospital Universitário San Ignacio, prestador de serviços de saúde de alta complexidade, os riscos a que os trabalhadores estão expostos são classificados como risco tipo II, de acordo com a atividade económica da saúde. Os indicadores de acidentes de trabalho relativos ao ano de 2008 mostram um total de 185 acidentes, 93 dos quais biológicos (50,2%) e 92 não biológicos (49,8%), devido à ausência de um plano de intervenção de riscos profissionais no estabelecimento, especialmente no centro de esterilização, para evitar danos à saúde dos trabalhadores. (Ignacio, 2020).

De acordo com a Organização Pan-Americana de Saúde, em 2022, os riscos profissionais a que estão expostos os profissionais de saúde estão bem documentados e, de um modo geral, enquadram-se nas seguintes seis categorias básicas: riscos biológicos ou infecciosos, riscos ambientais, riscos físicos, riscos químicos, riscos mecânicos e riscos psicossociais, que devem ser socializados a todos os que trabalham nos centros de esterilização de cada unidade hospitalar, de modo a aumentar a consciencialização e os acidentes de trabalho.

A Organização Mundial de Saúde afirma que a pedra angular da prática de biossegurança é a avaliação dos riscos. Embora existam muitas ferramentas para ajudar a avaliar o risco envolvido num determinado procedimento ou experiência, a componente mais importante é o julgamento profissional. As avaliações de risco devem ser efectuadas por quem tem o melhor conhecimento das caraterísticas específicas dos organismos a trabalhar, do equipamento e dos procedimentos a utilizar, com o objetivo de reduzir os riscos potenciais no local de trabalho. (OMS, 2023).

No Equador, o Ministério da Saúde Pública é responsável por regulamentar, monitorizar e tomar medidas para proteger a saúde humana dos riscos e danos que podem ser causados pelas condições ambientais. Através do Acordo Ministerial Nº 001005 publicado no Registo Oficial Nº 106 de 10 de janeiro de 1997, foi emitido o Regulamento para a Gestão Adequada dos Resíduos Infecciosos Gerados em Instituições de Saúde, mas a supervisão das unidades de saúde não é totalmente realizada. (MSP, 2022). Na nossa Nação, na Província de Cotopaxi, no Hospital Geral de Latacunga, numa investigação realizada progressivamente desde 2009, foram observados múltiplos factores de risco nos trabalhadores que trabalham no centro de esterilização que podem afetar o seu bem-estar e integridade, sendo essencial oferecer serviços de qualidade ao utilizador, sendo necessário estabelecer e realizar um plano de intervenção para riscos ocupacionais na área de esterilização para reduzir os riscos a que cada pessoal está sujeito. (Fierro, 2021).

Os estabelecimentos hospitalares estão enquadrados na atividade económica dos serviços, podendo aí encontrar-se uma variedade de riscos profissionais, incluindo riscos biológicos, químicos, físicos e ergonómicos, que podem causar doenças e morte nos seus trabalhadores, podendo ser regulados através da proposta de um plano de intervenção para divulgar e promover os trabalhadores dos centros de esterilização como gestão , uma vez que não existe um plano de prevenção de acidentes de trabalho na instituição. (Aguilar, 2021).

O Ministério da Saúde Pública do Equador desde 2019, afirma que a esterilização , que funcionalmente, é responsável pelo fornecimento de materiais clínicos esterilizados, um elemento de apoio à prevenção de infecções hospitalares, onde não existe um plano de prevenção de riscos ocupacionais em cada centro de esterilização. Face ao exposto, torna-se necessário monitorizar estas actividades de forma a prevenir acidentes de trabalho entre o pessoal que trabalha nesta área, promovendo um plano de intervenção para os riscos profissionais e formação dos trabalhadores.

A nível nacional, a situação de trabalho, soma da atividade humana e da tecnologia, pode provocar alterações ambientais que geram situações de risco, definidas como situações de trabalho não controladas, em que podem ocorrer fenómenos imprevistos no planeamento do processo de trabalho, tais como erros, incidentes, avarias, defeitos de produção, acidentes de trabalho e doenças profissionais, é necessário elaborar um Plano de Intervenção sobre os riscos profissionais para intensificar a formação do pessoal.

O Hospital Geral Dr. Liborio Panchana Sotomayor O Hospital Geral Liborio Panchana Sotomayor é a unidade mais complexa da rede de serviços de saúde da Província de Santa Elena, regida por políticas e regulamentos ditados pelo Ministério da Saúde Pública do Equador, com base nos princípios de solidariedade, universalidade e equidade, para prestar cuidados médicos integrais, éticos, actualizados e especializados, É de salientar que esta formação deve ser prioritária nas áreas de maior risco profissional, como é o caso do Centro de Esterilização, que conta com nove auxiliares de enfermagem (não tem profissionais de enfermagem), para orientar a formação e, assim, orientar o pessoal sobre os riscos profissionais.

É um hospital de segundo nível que atende problemas de saúde de todas as especialidades médicas, é uma unidade de referência provincial, que promove a educação, a informação, a comunicação para a comunidade em geral da cidade e da província de Santa Elena, a área de esterilização é onde há o maior risco ocupacional.

A sua visão é ser um hospital líder em cuidados de saúde a nível nacional, com autonomia económica e administrativa, enquadrado nos princípios legais do Ministério da Saúde Pública do Equador, com um modelo organizacional dentro do Sistema de Saúde, prestando cuidados integrais e especializados. Procura alcançar a excelência nos seus serviços, a fim de satisfazer e exceder as necessidades e expectativas dos seus clientes.

Os riscos profissionais existentes na área da esterilização incluem todos os procedimentos físicos, mecânicos, biológicos e, de preferência, químicos, que são utilizados para destruir os germes patogénicos, nos quais se realizam manobras críticas (instrumentos ou objectos que são introduzidos diretamente na corrente sanguínea, por exemplo, instrumentos cirúrgicos, implantes, etc.) e manobras semi-críticas (que entram em contacto com as mucosas intactas do paciente, por exemplo, tubos endotraqueais, etc.), uma vez que o pessoal corre o risco de sofrer envenenamento e contaminação.(instrumentos ou objectos em contacto com as mucosas intactas do doente, por exemplo, instrumentos cirúrgicos, implantes, etc.) e semicríticos (em contacto com as mucosas intactas do doente, por exemplo, tubos endotraqueais), pois o pessoal corre o risco de sofrer intoxicações e contaminações. tubos endotraqueais), uma vez que o pessoal corre o risco de envenenamento, queimaduras, irritação ocular, problemas pulmonares, fadiga ocular, quedas, alergias, cortes, incêndios, manuseamento constante de material contaminado, iluminação, ruído, falha de equipamento, calor, choques eléctricos, gases esterilizantes, levantamento de equipamento instrumental pesado.

O pessoal que trabalha nesta área não tem conhecimento do Manual de Normas, Procedimentos e Medidas de Biossegurança, porque a área administrativa não prestou atenção a esta área para ter um pessoal altamente treinado e permanente, não há sinais para diferenciar entre áreas contaminadas e estéreis, não há formação frequente para o seu conhecimento, uma vez que só trabalham com pessoal auxiliar e não têm pessoal profissional responsável por eles, onde a supervisão é realizada para tomar decisões para evitar acidentes de trabalho no centro de esterilização.

Na área da esterilização, é necessário determinar os efeitos negativos que estes riscos têm sobre a saúde, devendo ser elaborado um plano de intervenção para os prevenir, bem como instrumentos que devem ser adoptados de acordo com as normas e recomendações de segurança para que o pessoal possa obter as protecções correspondentes.

Por conseguinte, é necessário que a área administrativa identifique os riscos profissionais no sector da esterilização, que dispõe de um pessoal deficiente e insuficiente, com procedimentos inadequados para a realização das suas próprias tarefas. A identificação dos riscos profissionais permite estimar a magnitude desses riscos encontrados num determinado processo de trabalho e, com base nesses riscos, estabelecer medidas preventivas com o objetivo de os minimizar ou eliminar, sendo necessário um planeamento da prevenção, adaptando as medidas de controlo dos riscos a cada posto de trabalho, a cada função que o trabalhador desempenha, e mesmo às condições físicas e biológicas de cada pessoa, sob o modelo de um plano de intervenção na área da esterilização.

Faz parte do processo de gestão administrativa supervisionar e monitorizar os indicadores de qualidade, a fim de analisar os perigos existentes para evitar os riscos profissionais a que está exposto o pessoal que trabalha na área de esterilização do Hospital Geral Dr. Liborio Panchana Sotomayor, uma vez que não existe um Plano de Intervenção nos Riscos Profissionais. Ao nível da gestão e da administração, é necessário gerir normas e protocolos para resolver "problemas de desempenho". Neste sentido, a fonte original de informação é a avaliação de desempenho que deve ser realizada periodicamente no serviço, bem como os estudos de diagnóstico de necessidades, com o objetivo de identificar e determinar quais são viáveis de resolver através de um plano de intervenção na área da esterilização. Pode-se determinar que o conhecimento é o elemento mais importante que uma pessoa possui para desenvolver a perceção de risco necessária para proteger a saúde, condição da qual os trabalhadores da área de esterilização não estão isentos, pois devem especificar e incorporar medidas de prevenção nas suas práticas diárias nos diferentes postos de trabalho, com o objetivo de preservar a saúde e contribuir para a proteção da saúde dos pacientes.

**Formulação do problema**

Como evitar acidentes de trabalho ao pessoal de saúde que trabalha na área de esterilização do Hospital Geral Dr. Liborio Panchana, Cantão de Santa Elena?

**Delimitação do problema**

As boas intenções em relação aos acidentes de trabalho a que o pessoal de saúde está exposto ajudarão a garantir a formação de 100% do mesmo, para o que é importante delimitar o espaço e o tempo do objeto de estudo.
Delimitação espacial: Este estudo foi realizado no Hospital Geral Dr. Liborio Pancha Sotomayor, cantão de Santa Elena. Província de Santa Elena.
Calendário: esta investigação foi efectuada no primeiro semestre de 2024.

**Objeto da investigação e domínio de ação .**

O objeto da investigação enquadra-se no âmbito da saúde no trabalho.
O campo de ação na redução dos riscos profissionais na área da esterilização.

**Identificação da linha de investigação.**

A linha de investigação para esta pesquisa é: Gestão de Serviços de Saúde.
**Objetivo geral.**

Conceber um plano de intervenção para evitar riscos profissionais na área de esterilização do Hospital Geral Dr. Liborio Panchana Sotomayor, Cantão de Santa Elena, Província de Santa Elena.

**Objectivos específicos.**

✓ Bases teóricas e científicas de um plano de intervenção para a prevenção de acidentes de trabalho na área de esterilização do Hospital Dr. Liborio Panchana Sotomayor, Cantão de Santa Elena, Província de Santa Elena.
➢ Diagnosticar os factores de risco profissional a que está exposto o pessoal que trabalha nas diferentes áreas do centro de esterilização do Hospital Dr. Liborio Panchana Sotomayor.
✓ Elaborar os elementos do plano de intervenção para evitar acidentes de trabalho na área de

esterilização do Hospital Dr. Liborio Panchana Sotomayor, Cantão de Santa Elena, Província de Santa Elena.

✓ Validar a proposta através de canais especializados

**Ideia para Defender.**

Com a elaboração de um Plano de Intervenção em Riscos Laborais para melhorar a qualidade do pessoal, evitar-se-iam os acidentes laborais na área de esterilização do Hospital Dr. Liborio Panchana Sotomayor, Cantão de Santa Elena, Província de Santa Elena.

**Variáveis da investigação .**

Variável independente: Plano de Intervenção.
Variável Dependente: Diminuição do risco profissional.

**Justificação do tema .**

O projeto de investigação tem as caraterísticas e as condições técnicas e operacionais que garantem o cumprimento das suas metas e objectivos.
Em todas as instituições de saúde, a proteção dos recursos humanos contra os riscos durante o seu dia de trabalho deve ser garantida no âmbito da sua gestão, em função da área em que trabalham.
Podemos determinar que riscos profissionais são os perigos existentes na nossa tarefa de trabalho ou no nosso próprio ambiente ou local de trabalho, que podem causar acidentes ou qualquer tipo de acidentes que, por sua vez, são factores que podem causar lesões, danos físicos ou psicológicos, traumatismos, etc.
O risco é a probabilidade de ocorrência de um dano em resultado de uma exposição. Qualquer caraterística do trabalho que possa ter uma influência significativa na geração de riscos para a segurança e a saúde dos trabalhadores.
Para o efeito, realizaremos um estudo retrospetivo e transversal cujo universo será o pessoal de enfermagem que trabalha na área da esterilização.
Neste contexto, estamos a considerar a realização de um projeto de investigação baseado num plano de intervenção para a prevenção de riscos laborais na área de esterilização do Hospital Geral Dr. Liborio Panchana Sotomayor, cantão de Santa Elena, província de Santa Elena. Portanto, este estudo responderá a metodologias que serão utilizadas no contexto investigativo que contribuirão para identificar as causas ou factores que predominam no problema colocado.
Com o objetivo de reduzir os riscos profissionais na área da esterilização na população em estudo. O objetivo é procurar estratégias de prevenção de acidentes de trabalho no âmbito de um plano de intervenção que beneficie a saúde global dos trabalhadores.

**Metodologia de investigação a utilizar: métodos e instrumentos técnicos utilizados na investigação.**

O objetivo da investigação é conhecer as entidades nacionais responsáveis pelo desenvolvimento de políticas, normas e procedimentos para a prevenção e controlo de acidentes, riscos e doenças na área da esterilização. Para além disso, conhecer as entidades que colaboram no processo de prevenção de acidentes e doenças profissionais através de aconselhamento ou consultoria.

Os tipos de investigação a efetuar são os seguintes:

A recolha de dados foi efectuada através de dois métodos

Pesquisa bibliográfica. Foram consultados livros sobre planeamento, gestão, administração e segurança na área da esterilização; manuais e guias de segurança; artigos publicados na Internet; normas e padrões promulgados por associações e organizações.

Entrevistas: As entrevistas avaliativas (para obter informações) e as entrevistas estruturadas (seguindo um procedimento estabelecido previamente por um inquérito, questionário ou guia) serão realizadas na área de esterilização do Hospital Geral Dr. Libório Panchana Sotomayor.

Inquéritos: foram efectuados junto do pessoal que trabalha na área da esterilização, a fim de conhecer os riscos profissionais.

Os métodos de investigação a utilizar são os seguintes:

Indutivo-Dedutivo: Aplicada para gerar uma resposta particular ao problema e depois generalizá-la para as autoridades do Hospital Dr. Libório Panchana Sotomayor.

Analítico-sintético: Aplicada para analisar a informação necessária à resolução do problema e sintetizada no quadro teórico.

**Contribuição teórica, importância prática e novidade científica.**

Assegurar que o processo de gestão da informação da área da Esterilização define, obtém, analisa e comunica a informação de forma a permitir e apoiar a tomada de decisões em tempo útil.

Exigir a utilização de indicadores para avaliar o desempenho, os procedimentos e os resultados das medidas de segurança.

Analisar e avaliar os relatórios necessários para toda a área e para cada departamento.

Utilizar um processo para resolver os problemas de segurança identificados e atribuir tarefas específicas de segurança a indivíduos ou subcomités adequados para tomar medidas corretivas.

Apresentar relatórios trimestrais sobre os resultados das medidas de segurança e das actividades do comité de segurança ao conselho de administração, aos gestores, aos chefes de departamento e a outras pessoas responsáveis pelo acompanhamento das actividades de segurança.

Estabelecer estratégias para permitir que o hospital cumpra as normas e requisitos nacionais e internacionais.

Avaliar a viabilidade e a eficácia dos planos de ação corretiva e acompanhá-los depois de concluídos.

Rever e aprovar todas as políticas e procedimentos de segurança antes da sua adoção e, posteriormente, revê-las anualmente.

**Resumo da estrutura da investigação: breve explicação dos capítulos.**

Esta investigação está organizada da seguinte forma: Na introdução encontramos o enquadramento da investigação, o enunciado do problema recorrendo a parâmetros macro, meso e micro, a formulação e delimitação do problema, o objeto da investigação e campo de ação, bem como os objectivos gerais e específicos e a ideia a defender, concluindo com a metodologia a utilizar (métodos, ferramentas).
No Capítulo I, a fundamentação teórica está relacionada ao tema plano de intervenção para prevenção de riscos ocupacionais, para o qual são apresentados os seguintes conceitos e termos: Gestão de serviços de saúde, Plano de intervenção, Riscos ocupacionais, entre outros tópicos.
No Capítulo II, descreve-se o enquadramento metodológico e a abordagem da proposta, descreve-se o procedimento metodológico para o desenvolvimento da investigação e apresenta-se a proposta de resolução do problema.
No capítulo III, a solução alternativa proposta e os seus testes são apresentados e validados por peritos com um vasto conhecimento da investigação efectuada.

# CAPÍTULO I
# QUADRO TEÓRICO

## 1.1. Base jurídica

O Estado dispõe de um vasto quadro legal e regulamentar relacionado com a garantia do direito à saúde, a estruturação do Sistema Nacional de Saúde e a proteção dos grupos populacionais.
O Ministério do Trabalho tem por missão coordenar a aplicação do Regulamento de Segurança e Saúde Institucional e do Sistema de Gestão de Segurança e Saúde do Ministério do Trabalho. Aconselha, forma, controla e acompanha os programas de prevenção dos riscos profissionais nos locais de trabalho, a fim de reduzir os acidentes de trabalho, melhorar a produtividade e a qualidade de vida dos trabalhadores.

### 1.1.1. Regulamento do Instrumento Andino para a Segurança e a Saúde no Trabalho

Resolução 957, no Capítulo II, sobre a Política de Prevenção de Riscos Profissionais, artigo 4.º, no âmbito dos seus Sistemas Nacionais de Segurança e Saúde no Trabalho, os países membros devem promover a melhoria das condições de segurança e saúde no trabalho, a fim de prevenir danos à integridade física e mental dos trabalhadores resultantes de, relacionados com ou ocorridos durante o trabalho. (Comunidade Andina, 2005). A fim de cumprir esta obrigação, cada país membro deve desenvolver, implementar e rever periodicamente a sua política nacional para a melhoria das condições de segurança e saúde no trabalho.

### 1.1.2. Constituição da República do Equador

A constituição aprovada em 2008 constitui o quadro normativo que rege a organização e a vida democrática do país, representa um novo pacto social para a garantia e o exercício de direitos e responsabilidades em termos de realização do bem viver, o Sumak Kawsay. (constituinte, 2008). No capítulo II, secção 7, o artigo 32.º estabelece que "a saúde é um direito garantido pelo Estado, cuja efetivação está associada ao exercício de outros direitos, designadamente o direito à água, à alimentação, à educação, à cultura física, ao trabalho, à segurança social, a ambientes saudáveis e a outros que favoreçam o bem viver". (Assembleia Constituinte, 2008).
O nosso país compromete-se a cumprir as suas próprias leis, as que estão tipificadas na Constituição Política do Equador (2008), no seu Capítulo VI: Trabalho e Produção, Terceira Secção: Formas de Trabalho e sua Remuneração, ART. 326, onde o direito ao trabalho se baseia nos princípios mencionados nos números 5 e 6; e a todo o direito internacional em vigor em matéria de Saúde e Segurança, como membro da Comunidade Andina de Nações (CAN), é obrigado a cumprir as disposições do Instrumento Andino de Segurança e Saúde no Trabalho, e os seus regulamentos de execução. É obrigatório que as empresas ou instituições

tenham aprovado um Regulamento Interno de Segurança e Saúde no Trabalho (instituições com mais de 10 trabalhadores) e a sua elaboração será efectuada em conformidade com o Acordo Ministerial 0220/05.

#### 1.1.3. Lei Orgânica da Saúde

O país também tem várias leis e assinou acordos internacionais que têm a ver com a garantia dos direitos de saúde, tais como: Lei Orgânica da Saúde, onde o artigo 6º diz: "É responsabilidade do Ministério da Saúde Pública; Conceber e implementar programas de cuidados integrais e de qualidade para as pessoas durante todas as fases da vida e de acordo com as suas condições particulares." (MAIS-FCI, 2018)

É definido um eixo prioritário de intervenção para o sector da saúde: Reforço da prevenção, controlo e vigilância da doença: reforço do sistema de vigilância epidemiológica, reforço dos sistemas de prevenção e cuidados integrais dos principais problemas de saúde e da capacidade de resposta imediata a situações de emergência, contingência e catástrofe. (MAIS-FCI, 2018).

### 1.2.Gestão de serviços de saúde.

Um dos principais compromissos do Estado é a prestação de serviços públicos à comunidade e a garantia de equidade, eficiência, eficácia, qualidade e economia na sua prestação. No entanto, dado o deficiente cumprimento destas garantias, desde a década de 80, quer nos países desenvolvidos, quer nos de economia dependente, tem vindo a ser dada uma série de orientações para a prestação de serviços públicos (Molina, 2009). (Molina, 2009).

As trocas na gestão dos sistemas de saúde têm ocorrido no âmbito das reformas do sector público, que se têm desenvolvido em resposta a múltiplas forças políticas, sociais, económicas e técnico-científicas, nacionais e internacionais. Estas mudanças procuram conduzir as instituições para a implementação de modelos de gestão capazes de responder de forma eficiente e eficaz às necessidades de mudança da sociedade nos serviços de saúde. (Molina, 2009).

#### 1.2.1.O que é Gestión?

De acordo com Angélica Román, em 2012, a gestão significa dirigir, administrar recursos e alcançar os objectivos e metas propostos. Para isso, é necessário coordenar e motivar, articulando adequadamente tanto as pessoas como os recursos materiais de uma organização ou instituição de saúde para que esses objectivos sejam alcançados num contexto de eficácia e eficiência. (Román, 2012). A gestão no domínio da saúde pode ser dividida em três níveis principais, que são os seguintes:

##### 1.2.1.1. Macrogestão ou gestão regulamentar .

Refere-se à política de saúde e ao papel do Estado, que é assegurado pelo Ministério da Saúde Pública do Equador como a mais alta autoridade sanitária (AS), com a finalidade de direção, regulação, planeamento nacional e controlo. Para cumprir os objetivos do MAIS-FCI, organiza e constrói processos para definir os serviços de saúde nos três níveis de atenção, cuja missão é o cuidado integral dos indivíduos, famílias e comunidades num determinado espaço populacional (MAIS-FCI, 2018). (MAIS-FCI, 2018). Neste domínio, é concedido de acordo com os princípios de equidade, universalidade, solidariedade, qualidade e eficácia, determinados na promoção e prevenção da saúde da população e do trabalho.

#### 1.2.1.2. Gestão meso ou gestão de redes .

É a articulação de equipamentos de complexidade diferenciada para o cumprimento dos objectivos de saúde. Inclui a coordenação entre os diferentes hospitais especializados e de especialidade e os hospitais gerais, que devem oferecer uma carteira definida de serviços que integrem acções preventivas, promocionais, curativas e de reabilitação, de modo a atingir os objectivos de saúde estabelecidos para o país. Contém informação e feedback sobre todos os programas em curso nos serviços de saúde, bem como sobre a saúde ocupacional no trabalho.

#### 1.2.1.3. Micro-gestão ou gestão clínica .

É prestado no primeiro nível de gestão dos serviços de saúde, quer se trate de hospitais de base, de unidades de saúde de tipo A, B e C. Sendo a porta de entrada como prestadores de serviços de saúde no país. (MAIS-FCI, 2018)

### 1.2.2. Tendências na gestão dos serviços de saúde .

Desde os anos 70 e com maior ênfase nos anos 80, os sistemas de saúde têm estado na agenda dos governos e têm sido objeto de análises e reformas permanentes que têm implicado o desenvolvimento de novos modelos para a prestação de mais e melhores serviços a um maior número de população. Estas mudanças no sistema fazem parte das reformas do sector público como um todo e foram iniciadas nos países desenvolvidos e, posteriormente, naqueles com economias dependentes, procurando uma maior eficiência, equidade, economia, eficácia e qualidade dos serviços de saúde. (Molina, 2009)

Nestas mudanças no sistema público de saúde, a gestão é fundamentalmente orientada para a criação de novos paradigmas centrados em:

- ✓ Conseguir uma maior equidade na acessibilidade aos serviços de saúde.
- ✓ Alcançar a solidez financeira do sistema para garantir a sustentabilidade dos serviços.
- ✓ Conseguir uma maior eficiência, eficácia e qualidade na prestação de serviços.
- ✓ Colocar a tónica na orientação para o utilizador, criando novos valores culturais nas organizações de saúde.
- ✓ Criar incentivos baseados no desempenho e nos resultados.
- ✓ Reforçar o trabalho de equipa interdisciplinar e intersectorial.
- ✓ Gerar um mercado interno e criar concorrência (Molina, 2009).

### 1.2.4. Modelos de gestão organizacional.

As novas tendências decorrentes das novas reformas da administração pública e do sistema de saúde implicam novos estilos de gestão, novas formas de financiamento do sistema, de modo a que este atinja os objectivos e metas estabelecidos e responda às necessidades da comunidade. A gestão dos serviços implica um conhecimento alargado dos componentes envolvidos no sistema. Estes componentes são:

#### 1.2.4.1. Formas de financiamento

✓ Financiamento público baseado nos impostos cobrados a nível central e local, com base no modelo de Beveridge, utilizado em países como o Reino Unido, a Nova Zelândia, a Itália, a Espanha e Cuba.
✓ Financiamento público baseado em contribuições obrigatórias para a segurança social mais uma percentagem dos impostos, com base no modelo bismarckiano utilizado em países como a Alemanha,
✓ Países Baixos, França, Bélgica e em alguns países da América Latina, como a Argentina, o Brasil, o Equador, a Colômbia, o Peru e o Chile.
✓ Financiamento privado baseado em seguros voluntários ou serviços de pagamento direto, utilizado nos Estados Unidos da América.

#### 1.2.4.2. Formas de pagamento dos serviços .

✓ Capitação: estimula a prevenção de doenças e a promoção da saúde, diminui a procura de cuidados curativos e aumenta a cobertura.
✓ risco elevado de sobre-utilização dos serviços.
✓ Orçamentos fixos: não estimulam a eficiência, mas controlam as despesas.
✓ Outros: através de vales, co-pagamentos, taxas moderadoras, etc.

#### 1.2.4.3. Pacotes de serviços de acordo com os grupos população.

Implica a definição de pacotes de serviços, que são moldados segundo critérios de custo-eficácia e, nalguns casos, pacotes diferenciados de acordo com o grupo populacional.

#### 1.2.4.4. Política Descentralização

Foi identificada como um dos aspectos centrais de qualquer agenda atual no domínio das organizações de saúde. São reconhecidas diferentes formas de descentralização, desconcentração, delegação, devolução e privatização. O objetivo é tornar o Estado mais eficiente e eficaz, reforçar a democracia e o desenvolvimento dos governos locais e a participação dos grupos sociais. A diretiva confere igualmente autonomia aos hospitais públicos geridos por conselhos de administração locais, distritais ou regionais.

#### 1.2.4.5. Reforma interna de organizações de saúde.

A reforma das instituições e o seu desenvolvimento são essenciais para a realização dos objectivos, uma vez que é através delas que as estratégias ou os planos de intervenção se concretizam. Devem implementar melhores estilos de gestão com novas técnicas administrativas para aumentar a eficiência, a qualidade e a eficácia dos serviços.

#### 1.2.4.6. Melhorar o desempenho dos trabalhadores do sector público .

O objetivo é empregar menos pessoal e mais bem pago, criando incentivos relacionados com o desempenho, melhorando a descrição das funções, etc.

#### 1.2.4.7. Participação dos cidadãos .

A participação de diferentes grupos, organizações, associações, etc. é promovida como um mecanismo para fortalecer os processos democráticos, criar formas de participação da comunidade na tomada de decisões e incentivar o controlo cidadão. Da mesma forma, para identificar grupos de interesse que possam apoiar ou se opor à gestão pública (MAIS-FCI, 2018).

### 1.2.5. Modelos organizacionais para a gestão dos serviços de saúde .

Com base nas tendências que surgiram com a nova administração pública, alguns autores, como Ferlie, identificaram quatro modelos de gestão que estão a ser implementados nas organizações públicas. Estes modelos têm influenciado as organizações de saúde e, dependendo do contexto político, social e económico, bem como da legislação em vigor, do nível de desenvolvimento da saúde, dos objetivos do sistema e das necessidades da comunidade em cada país, entre outros, cada organização tende mais para um dos modelos, embora incluindo algumas componentes dos outros. (Ferlie, 2017).

- **A procura de eficiência**

✓ Aumentar o volume de actividades com os mesmos recursos. "Fazer mais com menos
✓ Controlo financeiro
✓ Controlo de gestão

✓ Auditoria
✓ Ênfase no serviço ao cliente
✓ Menos regulamentação
✓ Pagamentos relacionados com o desempenho
✓ Menor influência e poder dos grupos profissionais e sindicatos
✓ Ênfase nos perfis de liderança e de gestão (Ferlie, 2017).

- **Descentralização e flexibilidade**

✓ Ênfase no marketing
✓ Passagem da administração hierárquica para a contratação e o desenvolvimento local
✓ Eliminação dos níveis administrativos e redução dos recursos humanos nos níveis central e intermédio das organizações.
✓ Separação entre seguradoras e produtores de serviços
✓ Mudança de gestão e controlo para novos estilos de gestão
✓ Incentivar a formação de redes de organizações e alianças estratégicas
✓ Flexibilidade de gestão (Ferlie, 2017).

- **Busca da excelência**

✓ Grande ênfase na cultura e no desenvolvimento organizacional: valores, cultura, rituais e símbolos
✓ Ênfase nos processos de aprendizagem
✓ Gestão da mudança com base nos valores dos trabalhadores e da organização
✓ Abordagem humanista que estimula o auto-desenvolvimento e a participação
✓ Ênfase na liderança carismática e transformacional em vez da liderança transacional (Ferlie, 2017).

- **Orientação para o serviço público**

✓ Fusão dos estilos administrativos dos sectores público e privado
✓ Ênfase na missão do sector público, distinta da do sector privado
✓ Aumentar a qualidade administrativa através do envolvimento de práticas do sector privado
✓ Garantir a responsabilidade social dos serviços
✓ Maior preocupação com a qualidade do serviço
✓ Ênfase no utilizador e na relação com a cidadania
✓ Devolução de poderes às autarquias locais
✓ Ceticismo no mercado do sector público (Ferlie, 2017).

### 1.3. Plano de intervenção.

Segundo María José Fuster Ruiz de Apodaca, Psicóloga Social da UNED, define Plano de Intervenção como "Toda a ação social, individual ou grupal, destinada a produzir mudanças numa determinada realidade que envolve e afecta um determinado grupo social". Segundo Rodríguez Espinar, devido à sua investigação nos anos 90, define Plano de Intervenção como um conjunto de acções sistemáticas e planificadas, baseadas em necessidades identificadas e orientadas para objectivos, como resposta a essas necessidades, com uma teoria de apoio.

Caraterísticas

✓ São orientadas para a realização de um objetivo específico.

✓ Combinam recursos humanos e não humanos para a execução coordenada de actividades inter-relacionadas.

✓ Duração limitada: têm um início e um fim.

Ciclo de vida de um projeto.

Criação do projeto

a. Fase concetual

b. Fase de definição

Execução do projeto

a. Fase de implementação

b. Fase de conclusão

### 1.3.1. Fases ou etapas de um plano de intervenção .

Quatro fases são consideradas na conceção de um projeto ou de um plano de intervenção: 1: Diagnóstico e análise das necessidades de intervenção.

2.- Segunda fase:

Planeamento e conceção dos componentes do plano de ação.

3.- Terceira fase:

Implementação das acções do plano proposto.

4.- Quarta fase:

Avaliação formativa (processo) e sumativa (produto).

### 1.3.2. Condições que determinam os planos de intervenção .

✓ A iniciativa é impulsionada e sustentada por uma pessoa ou pessoas que fazem parte de pequenos grupos que registam, diariamente na instituição de saúde, situações de conflito ou tensão; estas situações raramente são comunicadas à direção e, quando o são, não se obtêm respostas satisfatórias por parte desta (Ambriz Tapia, 2018). (Ambriz Tapia, 2018).

✓ As acções institucionais evitam os espaços necessários para a análise, a crítica e a reflexão sobre as tarefas realizadas. É comum observar questões como: escassez de recursos, falta de coordenação, disputas de poder, distanciamento da autoridade, etc.

✓ A análise da intervenção começa com a compreensão da história da instituição em que a situação se desenvolve, os aspectos que convergem no trabalho, a sua origem, desenvolvimento, atualidade, as políticas em que se baseia, as relações entre os subsistemas presentes, a história dos seus membros como grupo e como indivíduos, o significado que dão ao seu trabalho e a sua relação com os vários órgãos institucionais.

✓ A preparação das acções propriamente ditas implica que, de acordo com a profundidade de compreensão das acções do contexto institucional e, sobretudo, com o conhecimento do conjunto de observáveis a intervir, o plano de intervenção não viole o processo com rupturas aversivas, mas o transforme gradualmente, qualitativamente a partir da sua própria lógica.

✓ Realizar as acções próprias do projeto no âmbito da gestão necessária e de acordo com a resistência natural, que condiciona a continuidade das práticas alternativas.

✓ Abrir espaços de produção colectiva de análise e crítica, onde os participantes mantêm uma atitude proactiva, construindo a própria ação alternativa da instituição.

### 1.3.3. Diagnóstico e análise das necessidades dos planos de intervenção.

Qualquer plano é suposto ser o resultado da reflexão e análise das necessidades, situações problemáticas ou situações a melhorar, a partir das quais se determinam soluções ou propostas de ação. (Ambriz Tapia, 2018).

A avaliação das necessidades envolve duas fases:

✓ Identificação: através da reflexão, as necessidades "reais" são identificadas.

✓ Definição de prioridades: são estabelecidas prioridades e são tomadas decisões de afetação de recursos.

### 1.3.4. Componentes de um plano de intervenção .

✓ Objectivos da intervenção (para quê?).
✓ Conteúdo da intervenção (O quê?).
✓ Situação inicial e contexto de desenvolvimento (Onde?).
✓ Alvos da intervenção e níveis de ação (individual, grupal, institucional, etc.) (Quem?)
✓ Metodologia de Intervenção (Como?). (Ambriz Tapia, 2018)

### 1.3.5. Implementação de um plano de intervenção .

✓ Aplicação da metodologia.
✓ Desenvolvimento e acompanhamento de projectos

### 1.3.6. Indicadores para a avaliação de um plano de intervenção .

✓ **Independência:** O mesmo indicador não deve ser utilizado para medir diferentes objectivos, cada um deve ter o seu próprio indicador.
✓ **Verificabilidade:** Deve ser possível verificar empiricamente as mudanças que ocorrem com o projeto.
✓ **Validade:** Os indicadores devem medir efetivamente o que pretendem medir.

✓ **Acessibilidade:** Os dados obtidos através dos indicadores devem ser fáceis de obter (Ambriz Tapia, 2018).

### 1.3.7. Abordagem integrada: o quadro lógico

Ferramenta analítica para o planeamento e gestão de projectos orientados por objectivos. Método com diferentes etapas desde a identificação até à formulação e cujo resultado final deve ser a matriz de planeamento do projeto (Fuster Ruiz, 2008).

Passos:

#### 1.3.7.1. Fase de identificação a.- Análise da participação:
✓ Analisar a realidade social em que o projeto vai intervir e examinar as suas caraterísticas e particularidades.

b.- Análise dos problemas:
Estabelecer prioridades para o problema:

✓ Identificar os problemas existentes

✓ Determinar o problema mais importante (focal, central, principal): preciso e inequívoco Identificar as causas e os efeitos do problema prioritário:

✓ Qual é o problema (problema central)?
✓ O que causou o problema (causas)
✓ O que são consequências (efeitos)?
c.- Análise dos objectivos
✓ Descreva a situação hipotética se os problemas fossem resolvidos.

✓ Os estados negativos no diagrama do problema são transcritos em estados positivos desejáveis.
✓ Revisão das abordagens para eliminar objectivos irrealistas ou desnecessários e acrescentar novos objectivos, se necessário.
✓ Questão-chave: Como podemos resolver o problema (fins e meios)? d. - Análise de alternativas

- ✓ Recursos disponíveis
- ✓ Tempo estimado para atingir os objectivos
- ✓ Adequação das partes envolvidas
- ✓ Riscos e possibilidades de atingir os objectivos
- ✓ Contribuição das alternativas para objectivos mais amplos
- ✓ Efeitos/impactos
- ✓ Viabilidade

#### 1.3.7.2. Estrutura da conceção

Planeamento de projectos

✓ Quadro lógico: Uma ferramenta para reforçar a conceção, a execução e a avaliação de planos ou projectos de intervenção (Fuster Ruiz, 2008).

## 1.4. Risco

### 1.4.1. Concepções de base

De acordo com José Cortez, em 2007, na sua investigação sobre Técnicas de prevenção de riscos profissionais, segurança e higiene no trabalho, o risco profissional é definido como os perigos existentes nas nossas tarefas de trabalho ou no nosso próprio ambiente ou local de trabalho, que podem causar acidentes ou qualquer tipo de acidentes que, por sua vez, são factores que podem causar lesões, danos físicos ou psicológicos, traumatismos, etc. (Cortes, 2007). Qualquer que seja o seu possível efeito, é sempre negativo para a nossa saúde.

#### 1.4.1.1. Risco.

Probabilidade de ocorrência de danos em resultado da exposição.

#### 1.4.1.2. Condições de trabalho .

Qualquer caraterística do trabalho que possa ter uma influência significativa na geração de riscos para a segurança e a saúde dos trabalhadores (Cortes, 2007).
Danos resultantes do trabalho
Doenças, patologias ou lesões decorrentes ou relacionadas com o trabalho. Podem ser:
Acidentes de trabalho. Doenças profissionais.
Outras doenças e patologias relacionadas com o trabalho (Cortes, 2007)

#### 1.4.1.3. Saúde.

De acordo com a Organização Mundial de Saúde (OMS), na sua constituição de 1948, a saúde é definida como um estado de completo bem-estar físico, mental, espiritual, emocional e social e não apenas a ausência de doença ou enfermidade.

#### 1.4.1.4. Perigo.

Assim, podemos definir perigo como o conjunto de elementos que, estando presentes nas condições de trabalho, podem desencadear uma diminuição da saúde (Patón Jesús, 2021).

### 1.4.2. Factores risco.-

Trata-se de factores que estão presentes no ambiente de trabalho e que estão associados à probabilidade de ocorrência de um acontecimento desfavorável para a saúde (dano).
São caraterísticas dos diferentes processos de produção e estão por vezes associadas a acidentes ou doenças profissionais ou a uma série de outras doenças menos específicas (Patón Jesús, 2021).
Os factores de risco estão diretamente relacionados ou dependem das condições de segurança. Têm sempre a sua origem num dos quatro aspectos do trabalho que se seguem:

- ✓ Locais de trabalho (instalações eléctricas, instalações de gás, prevenção de incêndios, ventilação, temperaturas, etc.).
- ✓ Organização do trabalho (carga de trabalho física e/ou mental, organização e organização do trabalho, monotonia, repetitividade, falta de criatividade, isolamento, participação, etc.).
- ✓ Tipo de atividade (equipamento de trabalho: computadores, máquinas, ferramentas, etc., armazenamento e movimentação de cargas, etc.).
- ✓ Matérias-primas (materiais inflamáveis, produtos químicos perigosos, etc.)

### 1.4.3. Riscos biológicos

O risco biológico é condicionado pela exposição a agentes biológicos: bactérias, fungos, vírus (hepatite B, C, febre amarela, sarampo, papeira, VIH, dengue...), parasitas (leishmania, ténia, toxoplasma...), esporos, produtos de recombinação, culturas de células humanas ou animais e agentes biológicos potencialmente infecciosos que estas células possam conter, como priões, bem como vários tipos de toxinas. (Patón Jesús, 2021).

#### 1.4.3.1. Classificação dos agentes biológicos

Grupo 1:
Agentes pouco susceptíveis de causar doenças nos seres humanos. Grupo 2:
Agentes que podem causar doenças nos seres humanos e que podem constituir um perigo para

as pessoas que trabalham, não são susceptíveis de se disseminarem na comunidade e existe geralmente uma profilaxia ou tratamento eficaz.
Grupo 3:
Agentes que podem causar doenças graves nos seres humanos e representam um perigo grave para as pessoas que trabalham, com um risco de propagação à comunidade e com profilaxia geralmente eficaz ou tratamento disponível.
Grupo 4:
Agentes que causam doenças graves nos seres humanos e representam um perigo grave para quem trabalha, com uma elevada probabilidade de propagação à comunidade e, geralmente, sem profilaxia ou tratamento eficazes (Patón Jesús, 2021).

#### 1.4.3.2. entrada

Estes agentes podem entrar no nosso corpo através de diferentes vias:
**Respiratório:**
Os organismos do ambiente entram no nosso corpo quando respiramos, falamos, tossimos...

**Digestivo:**

Podem entrar em contacto através de alimentos, bebidas ou ingestão acidental, passando para a boca, esófago, estômago e intestinos.

**Dérmico:**

Por contacto com a pele, aumentando a probabilidade de acesso quando a pele está ferida ou mal preservada.

**Parenteral:**
Através do sangue ou das mucosas: contacto com os olhos ou a boca, perfurações, cortes.

#### 1.4.3.3. Medidas preventivas: Precauções universais

As denominadas "precauções universais" constituem a estratégia fundamental para a prevenção de riscos profissionais contra todos os microrganismos transmitidos pelo sangue, devendo o pessoal aplicar o princípio fundamental de que todas as amostras devem ser manuseadas como se fossem infecciosas. O cumprimento de uma precaução universal não isenta nem exclui o cumprimento ou a execução das outras (Patón Jesús, 2021).

Trata-se de precauções universais:
• Vacinação (imunização ativa)

• Regras de higiene pessoal:
a) Cobrir as feridas e os ferimentos das mãos com pensos impermeáveis quando começar a trabalhar. Evitar a exposição direta quando houver ferimentos que não possam ser cobertos.
b) Não usar anéis, pulseiras, correntes ou outras jóias.
c) A lavagem das mãos deve ser realizada no início e no final do dia, e após qualquer técnica que possa envolver o contacto com material infecioso. Esta lavagem deve ser efectuada com água e sabão líquido, exceto em situações especiais em que devem ser utilizadas substâncias antimicrobianas (Patón Jesús, 2021).

Após a lavagem das mãos, estas devem ser secas com toalhas de papel descartáveis ou com ar corrente.
d) Não comer, beber, usar maquilhagem ou fumar na zona de trabalho.
e) Não pipetar com a boca.
• Elementos de proteção da barreira:
f) Luvas.
g) Máscaras.
h) Vestidos.
i) Proteção dos olhos.
• Cuidado com objectos afiados ou pontiagudos:
j) Tomar precauções na utilização de material cortante, agulhas e seringas, e após a sua utilização, bem como nos procedimentos de limpeza e eliminação.
k) Não encapsular agulhas ou objectos cortantes nem submetê-los a qualquer manipulação.
l) O material cortante (agulhas, seringas e outros instrumentos cortantes) deve ser colocado em contentores adequados com tampas de segurança para evitar a sua perda durante o transporte, perto do local de trabalho e evitar o seu enchimento excessivo.
m)O pessoal de saúde que manuseia objectos cortantes é responsável pela sua eliminação.
• Esterilização e desinfeção adequadas dos instrumentos e superfícies.
• Eliminação correta dos resíduos.
• Comunicar os acidentes o mais rapidamente possível e seguir o protocolo aplicável.

### 1.4.4. Riscos produtos químicos

As substâncias químicas estão presentes na atividade diária do sector da saúde. O armazenamento, o manuseamento e a gestão dos seus resíduos implicam múltiplos riscos que podem afetar gravemente a saúde dos trabalhadores (Patón, 2021).

**Produtos químicos**

**Agente químico:** Define agente químico como qualquer elemento ou composto químico, isolado ou em mistura, tal como se apresenta no seu estado natural ou é produzido, utilizado ou descarregado, incluindo a descarga como resíduo, numa atividade profissional, quer seja intencionalmente produzido ou não e intencionalmente colocado no mercado ou não. (Patón,

2021).

**Agente químico perigoso: Um** agente químico que pode representar um risco para a segurança e a saúde dos trabalhadores devido às suas propriedades físico-químicas, químicas ou toxicológicas e à forma como é utilizado ou está presente no local de trabalho.

**Efeitos na saúde**

A exposição a substâncias ou produtos químicos perigosos caracteriza-se por ser de baixa intensidade (baixas concentrações) mas de longa duração, podendo mesmo abranger a totalidade ou uma grande parte da vida ativa de um trabalhador. Isto significa que os efeitos aparecem a longo prazo, após anos ou décadas de exposição, e que a sua evolução é muito lenta (insidiosa), demorando muito tempo a manifestar os sintomas da afeção.
Trata-se de doenças crónicas degenerativas, com longos períodos de evolução (latência) e que se manifestam numa idade mais avançada, como a encefalopatia tóxica por solventes ou os diversos cancros provocados por agentes químicos e substâncias perigosas.

### 1.4.5. Riscos físicos

Entre os riscos físicos, que também incluem o ruído e as vibrações, no sector da saúde destacamos a exposição à energia electromagnética ou radiação (Patón Jesús, 2021). Nos locais de trabalho do sector da saúde, podemos estar expostos a uma vasta gama destes agentes físicos: Radiações ionizantes utilizadas em radiodiagnóstico, radiologia de intervenção e radioterapia (aceleradores lineares); campos magnéticos associados a equipamentos de ressonância magnética nuclear ou de reabilitação; infravermelhos, ondas curtas e micro-ondas também utilizados em reabilitação; lasers utilizados em cirurgia, oftalmologia, dermatologia ou reabilitação; luz UV utilizada na esterilização de equipamentos clínicos, fototerapia e fotocopiadoras; a proliferação de telefones móveis; a utilização de radiações radioactivas no tratamento do cancro; a utilização de radiações radioactivas no tratamento de doentes com cancro; a utilização de radiações radioactivas no tratamento de doentes com cancro; a utilização de radiações radioactivas no tratamento de doentes com cancro; a utilização de radiações radioactivas no tratamento de doentes com cancro; a utilização de radiações radioactivas no tratamento de doentes com cancroentre trabalhadores, doentes e utilizadores; telefones sem fios; wi-fi; equipamento de soldadura que pode emitir radiação ultravioleta, visível ou infravermelha, etc.

### 1.4.6. Riscos ergonómicos

Os riscos ergonómicos estão principalmente associados a lesões músculo-esqueléticas, que são as doenças profissionais mais frequentes e a primeira causa de incapacidade permanente (Patón Jesús, 2021).

As perturbações músculo-esqueléticas incluem um grande número de lesões dos músculos, tendões, nervos, articulações, ligamentos, etc., normalmente localizadas nas costas, pescoço, ombros, cotovelos e pulsos.
Podem ser causadas por uma única tensão suficiente (acidentes) ou pela soma de várias tensões com efeitos cumulativos (doenças relacionadas com o trabalho e a causa de um pequeno grupo de doenças profissionais). O sintoma predominante é a dor, a contratura muscular, a inflamação e a diminuição ou a deterioração da função da zona afetada. As causas das lesões derivadas dos riscos ergonómicos podem ser variadas: adoção de posturas inadequadas e forçadas, movimentos repetitivos, manipulação de cargas e pacientes ou trabalho com ecrãs de visualização de dados em condições ergonómicas inadequadas (Patón Jesús, 2021).
Os riscos ergonómicos são principalmente causados por:

**•Movimentação manual de cargas:**
A mobilização dos doentes é uma das tarefas mais frequentes no sector da saúde.

**• Higiene postural:**
Uma higiene postural correta é essencial para evitar lesões durante a realização de qualquer atividade e ainda mais no caso da movimentação de cargas.

**• Movimentos forçados:**
Com ou sem carga, podem provocar contracturas musculares e lesões das articulações e dos ligamentos.

**• Estilo de vida sedentário:**
A falta de atividade física e os estilos de vida sedentários conduzem à fraqueza muscular e constituem um fator de risco adicional.

**• Movimentos imprevistos:**
Se o doente fizer um movimento súbito e inesperado, é necessário que o trabalhador se esforce demasiado, o que geralmente é feito rapidamente e com uma postura inadequada, o que aumenta o risco de lesões.

### 1.4.7. Riscos psicossociais

Os riscos psicossociais são os riscos específicos a que os trabalhadores estão expostos devido a uma má organização do trabalho e que geram efeitos negativos para a saúde . (Patón Jesús, 2021)

#### Factores de risco

**Os factores de risco psicossociais** são todos os aspectos relacionados com a conceção, a organização e a gestão do trabalho que podem causar danos à saúde dos trabalhadores.
Estes factores incluem:

• Mais trabalho do que podemos fazer no tempo previsto (falta de pessoal ou de meios técnicos ou materiais).
• O nosso trabalho exige muito esforço intelectual (tomar decisões, controlar muitas coisas ao

mesmo tempo, etc.) ou dos sentidos (exige muita concentração, precisão e habilidade), sem os recursos necessários.

• São estabelecidos contactos entre utilizadores e pacientes com processos transferenciais de emoções ou sentimentos.

• Ter de esconder emoções, sentimentos e opiniões.

• Não receber ajuda adequada dos superiores e dos colegas para realizar o trabalho.

• Trabalhar em condições de isolamento ou em condições que impeçam ou dificultem a sociabilidade.

• Ausência de equipas e de sentimento de grupo (Patón Jesús, 2021).

**Efeitos na saúde**

Os efeitos da exposição a riscos psicossociais manifestam-se :

**Stress:** Ajustamento inadequado entre o indivíduo e o ambiente de trabalho devido tanto às exigências da realidade de trabalho que devem ser satisfeitas pelo indivíduo como às exigências do indivíduo que devem ser satisfeitas pela realidade de trabalho.

**Burnout:** É uma resposta ao stress crónico relacionado com o trabalho, constituída por atitudes e sentimentos negativos em relação às pessoas com quem se trabalha e ao próprio papel profissional, bem como pela experiência de exaustão emocional. Ocorre principalmente em profissões que trabalham com pessoas (Patón Jesús, 2021).

### 1.5. Conclusões parciais do capítulo .

No país, a missão do Ministério do Trabalho é coordenar a execução da Política Institucional de Segurança e Saúde e do Sistema de Gestão de Segurança e Saúde do Ministério das Relações de Trabalho. Aconselhar, formar, controlar e acompanhar os programas de prevenção de riscos profissionais nos locais de trabalho, com o objetivo de reduzir os acidentes de trabalho, melhorar a produtividade e a qualidade de vida dos trabalhadores.

O nosso país compromete-se a cumprir as leis que se encontram tipificadas na Constituição Política do Equador (2008), no seu Capítulo VI: Trabalho e Produção, Terceira Secção: Formas de Trabalho e sua Remuneração.

Gerir é dirigir, administrar recursos, para atingir os objectivos e metas propostos. A gestão, no domínio da saúde, pode ser dividida em três níveis principais, que são os seguintes

Macrogestão ou gestão regulamentar: Refere-se à política de saúde e ao papel do Estado, que é desempenhado pelo Ministério da Saúde Pública do Equador como a mais alta autoridade sanitária.

Meso gestão ou gestão em rede: Inclui a articulação de equipamentos de complexidade diferenciada para o cumprimento de objectivos de saúde.

Microgestão ou gestão clínica: Trata-se dos cuidados prestados ao primeiro nível de gestão dos serviços de saúde.

De acordo com María José Fuster Ruiz de Apodaca, psicóloga social da UNED, define um plano de intervenção como "qualquer ação social, individual ou colectiva, destinada a produzir mudanças numa dada realidade que envolve e afecta um determinado grupo social". As fases de um plano de intervenção são: diagnóstico, planeamento, execução e avaliação.

O risco profissional é definido como os perigos existentes no nosso trabalho ou no nosso próprio ambiente ou local de trabalho, que podem causar acidentes ou qualquer tipo de acidentes que, por sua vez, são factores que podem causar lesões, danos físicos ou psicológicos, traumatismos, etc.

É evidente que um risco é a probabilidade de sofrer danos em resultado de uma exposição. Os factores de risco incluem: riscos biológicos, riscos químicos, riscos físicos, riscos ergonómicos, riscos psicossociais.

# CAPÍTULO II.
# QUADRO METODOLÓGICO

## 2.1. DESCRIÇÃO DO PROCEDIMENTO METODOLÓGICO PARA O DESENVOLVIMENTO DO INQUÉRITO

As caraterísticas da investigação serão qualitativas-quantitativas, sendo o aspeto quantitativo fundamental. As caraterísticas qualitativas do problema existente são determinadas com base na observação e no diálogo permanente com as pessoas envolvidas na situação problemática. Os aspectos quantitativos são ratificados através da tabulação estatística dos resultados da pesquisa de campo efectuada junto da respectiva população.

A conceção desta investigação é considerada longitudinal, uma vez que avaliou a evolução de fenómenos e tendências, examinou mudanças ao longo do tempo, recolheu dados, descreveu variáveis e analisou a incidência e as inter-relações em diferentes momentos.

A presente investigação baseou-se em estudos bibliográficos e trabalho de campo, utilizando como fonte livros e a Internet, bem como informação actualizada de autores especialistas na sua área, o que ajudou a alcançar os resultados da investigação.

### 2.1.1. TIPOS DE INVESTIGAÇÃO

#### 2.1.1.1. Bibliografia.

Estabelecido na pesquisa de informações existentes em livros, revistas e na Internet, será muito útil elaborar o quadro teórico que sustenta cientificamente a solução do problema. Este inquérito permite, entre outras coisas, apoiar a investigação a efetuar, evitar a realização de investigações já efectuadas, aprender com as experiências já realizadas para as repetir quando necessário, continuar investigações interrompidas ou incompletas ou em busca de informações sugestivas.

#### 2.1.1.2. Do terreno.

Produzido no limite da área onde são geradas as indicações do problema, para este caso específico será realizado no Cantão de Santa Elena, Província de Santa Elena.

#### 2.1.1.3. Descritivo.

O objetivo da investigação descritiva é obter informações sobre situações, costumes e atitudes prevalecentes através da descrição exacta de actividades, objectos, processos e pessoas. O seu objetivo não se limita à recolha de dados, mas à previsão e identificação de relações entre duas ou mais variáveis.

### 2.1.2. População e amostra.

#### 2.1.2.1. Universo

A população ou universo a considerar corresponde ao pessoal de enfermagem do Hospital Geral Dr. Liborio Panchana Sotomayor do Cantão de Santa Elena (9 enfermeiros).

#### 2.1.2.2. Amostra de investigação.

Para determinar a dimensão da amostra do universo da investigação, recorre-se à amostragem, aplicando-se a fórmula em que se estabelece a população total para a recolha de informação. No entanto, na presente investigação, a população é constituída por 9 enfermeiros, junto dos quais a informação será recolhida através dos instrumentos de investigação.

### 2.1.3. Métodos, técnicas e instrumentos de investigação .

#### 2.1.3.1. Métodos

Os métodos de investigação permitiram-nos realizar a investigação de forma correta e, por conseguinte, conseguimos obter os resultados que tínhamos estabelecido.
Os métodos de investigação a utilizar são os seguintes:

##### 2.1.3.1.1. Indutivo - Dedutivo.

A investigação indutiva explora aspectos particulares para chegar a uma compreensão geral do objeto de investigação; parte de um conhecimento geral do objeto e passa a investigar as suas particularidades.

##### 2.1.3.1.2. Analítico - sintético.

"Este método consiste na análise, ou seja, na separação de um todo nas suas partes ou nos seus elementos constitutivos. Baseia-se no facto de que, para compreender um fenómeno, é necessário decompô-lo nas suas partes. Trata-se de uma síntese (do grego synthesis, que significa a união de elementos para formar um todo).

#### 2.1.3.2. técnicas de investigação.

A recolha de dados é a atividade especial de recolha, tratamento ou análise de dados que é realizada com uma determinada orientação e com o apoio de entrevistas e inquéritos.

#### 2.1.3.2.1. Entrevista.

Foi utilizado para recolher informações verbalmente, através de perguntas colocadas pelo analista. Os inquiridos podem ser gestores ou empregados que são utilizadores actuais do sistema existente, potenciais utilizadores do sistema proposto ou aqueles que fornecerão dados ou serão afectados pela aplicação proposta do guia de entrevista.

#### 2.1.3.2.2. Inquérito

Técnica quantitativa que consiste na investigação de uma amostra de sujeitos, representativa de um grupo mais vasto, efectuada no contexto da vida quotidiana, utilizando procedimentos de interrogação normalizados, a fim de obter medições quantitativas sobre um grande número de caraterísticas objectivas e subjectivas da população.

#### 2.1.3.2.3. A observação .

Esta técnica será desenvolvida através da apreciação das particularidades do problema. Com a ajuda deste instrumento, o investigador poderá compreender o estudo de caso, a fim de ter uma apreciação mais exacta do que está a acontecer.

## 2.2. CARACTERIZAÇÃO DO SECTOR, RAMO, EMPRESA, CONTEXTO INSTITUCIONAL OU PROBLEMA SELECCIONADO PARA A INVESTIGAÇÃO.

Hospital Geral Dr. Liborio Panchana Sotomayor, com uma estrutura moderna e tecnologia de ponta, segundo nível de cuidados com uma capacidade de 120 camas, localizado:
Na Província de Santa Elena, Cantão de Santa Elena, Avenida Márquez de La Plata, em frente ao cemitério geral.
Dentro da sua capacidade de resolução, podemos citar a carteira institucional de serviços: Ambulatório, com os diferentes serviços e programas existentes no Ministério da Saúde Pública, Urgência (triagem), Internamento (medicina interna, cirurgia, pediatria, maternidade, recém-nascidos), UCI, Centro Cirúrgico e Obstétrico, laboratório clínico e de imagiologia, áreas administrativas e a área da presente investigação, a esterilização, que dispõe de instrumentos e equipamentos de última geração, onde trabalham 9 enfermeiros em regime de rotatividade.

## 2.3. ANÁLISE E INTERPRETAÇÃO DOS RESULTADOS DA APLICAÇÃO DO INQUÉRITO EFECTUADO AO PESSOAL DE ENFERMAGEM DA ÁREA DA ESTERILIZAÇÃO.

Após a aplicação dos inquéritos, foram obtidas as seguintes informações:

**1. Conhecimento de um Manual de Procedimentos-Protocolos de prevenção de riscos profissionais em esterilização?**

| CATEGORIA | # UTILIZADORES | % |
|---|---|---|
| Sim | 3 | 33 |
| Não | 6 | 67 |
| Total | 9 | 100% |

**Elaborado por:** Autores
**Fonte:** Inquérito

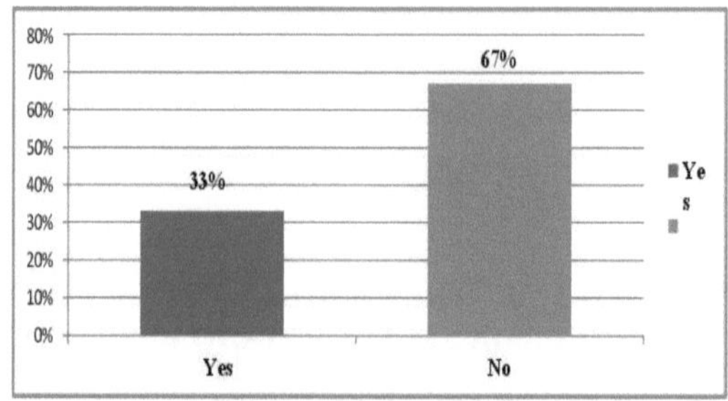


**Elaborado por**: Autores
**Fonte:** Inquérito.

**Análise:**

Na área de esterilização não existe um manual de riscos profissionais, o que significa que o pessoal que trabalha nesta área desconhece totalmente os riscos que pode sofrer durante o seu horário de trabalho, uma vez que existe uma falta de preocupação por parte do responsável da área em fornecer ou produzir um manual de riscos profissionais para o pessoal sobre as causas dos riscos, tal como evidenciado no inquérito ao pessoal de enfermagem (67%).

**2. A unidade hospitalar dispõe de um comité de qualidade da esterilização e de prevenção dos riscos profissionais?**

| CATEGORIA | # UTILIZADORES | % |
|---|---|---|
| Sim | 2 | 22 |
| Não | 7 | 78 |
| Total | 9 | 100% |

**Preparado por:** Autores
**Fonte:** Inquérito

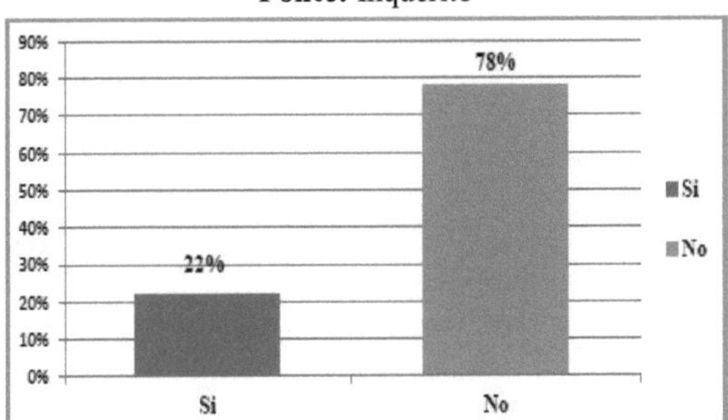


**Elaborado por**: Autores
**Fonte:** Inquérito.

**Análise:**

Verifica-se que 78% dos funcionários afirmaram que não existe uma comissão de riscos profissionais na unidade hospitalar e que o pessoal de gestão-administrativa ainda não recebeu qualquer formação ou conhecimento sobre os manuais de riscos profissionais, de modo a que o pessoal que trabalha na unidade de saúde disponha de medidas preventivas para evitar futuros riscos profissionais.

**3. Identificação dos factores de risco profissional na área da esterilização?**

| CATEGORIA | # Sim | % | # Não | % | TOTAL | |
|---|---|---|---|---|---|---|
| Produtos químicos | 6 | 67% | 3 | 33% | 9 | 100% |
| Ergonómico | 8 | 89% | 1 | 11% | 9 | 100% |
| Físicos | 7 | 78% | 2 | 22% | 9 | 100% |
| Produtos biológicos | 7 | 78% | 2 | 22% | 9 | 100% |
| Psicossocial | 9 | 100% | 0 | 0% | 9 | 100% |

**Preparado por:** Autores
**Fonte:** Inquérito

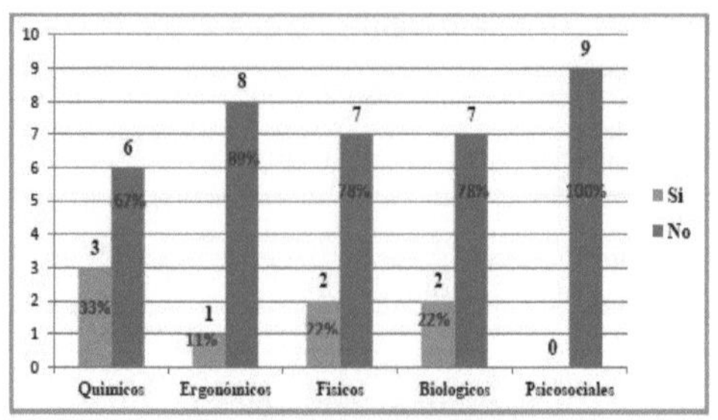


**Elaborado por**: Autores
**Fonte:** Inquérito.

**Análise:**

De acordo com o inquérito, 82% do pessoal da área de esterilização não possui os conhecimentos necessários sobre os acidentes e os factores de risco que podem ocorrer nesta área devido à falta de formação e ao descuido do pessoal responsável sem consciência dos riscos.

**4. Os sistemas ou vias de circulação na zona de esterilização estão bem iluminados?**

| CATEGORIA | # UTILIZADORES | % |
|---|---|---|
| Sim | 8 | 89 |
| Não | 1 | 11 |
| Total | 9 | 100% |

**Elaborado por:** Autores
**Fonte:** Inquérito

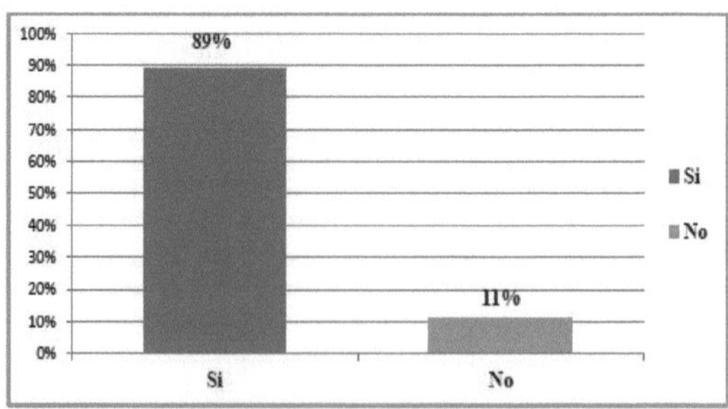


**Elaborado por**: Autores
**Fonte:** Inquérito.

**Análise:**

Na área da esterilização, 89% do pessoal de enfermagem afirma ter uma iluminação perfeita, uma vez que o pessoal de manutenção efectua os respectivos controlos para evitar defeitos na iluminação.

**5. Existem materiais e meios de proteção disponíveis para proteger contra acidentes na área de esterilização?**

| ATEGORIA | # UTILIZADORES | % |
|---|---|---|
| Sim | 4 | 44 |
| Não | 5 | 56 |
| Total | 9 | 100% |

**Elaborado por:** Autores
**Fonte:** Inquérito

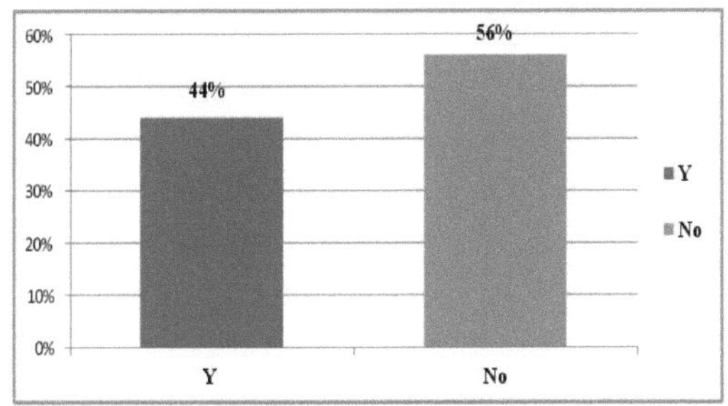


**Elaborado por**: Autores
**Fonte:** Inquérito.

**Análise:**

A área não dispõe de material de proteção em caso de acidente de trabalho e, por desconhecimento, não utilizam equipamentos de proteção para as suas actividades laborais na área de esterilização, pois estes são utensílios úteis para a prevenção de acidentes no futuro, como se comprova pelo inquérito realizado, onde se verificou que 56% não possuem equipamentos de proteção.

**6. Remoção regular de manchas ou resíduos de substâncias perigosas ou contaminantes na área de esterilização?**

| CATEGORIA | # UTILIZADORES | % |
|---|---|---|
| Sim | 3 | 33 |
| Não | 6 | 67 |
| Total | 9 | 100% |

**Elaborado por:** Autores
**Fonte:** Inquérito

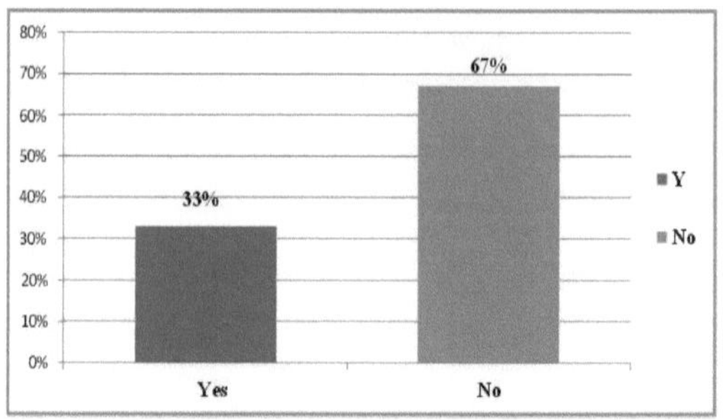


**Elaborado por**: Autores
**Fonte:** Inquérito.

**Análise:**

A eliminação dos resíduos contaminantes não é efectuada de forma regular, pois o pessoal não tem formação para ter os conhecimentos necessários e assim evitar a contaminação na zona de esterilização, agravando o problema dos riscos profissionais eminentes para a integridade de cada pessoa na referida zona. 67% do pessoal não efectua eliminações regulares.

**7. Acidentes com cortes e/ou perfurações de materiais curtos e cortantes?**

| CATEGORIA | # UTILIZADORES | % |
|---|---|---|
| Sim | 4 | 44 |
| Não | 5 | 56 |
| Total | 9 | 100% |

**Preparado por:** Autores
**Fonte:** Inquérito

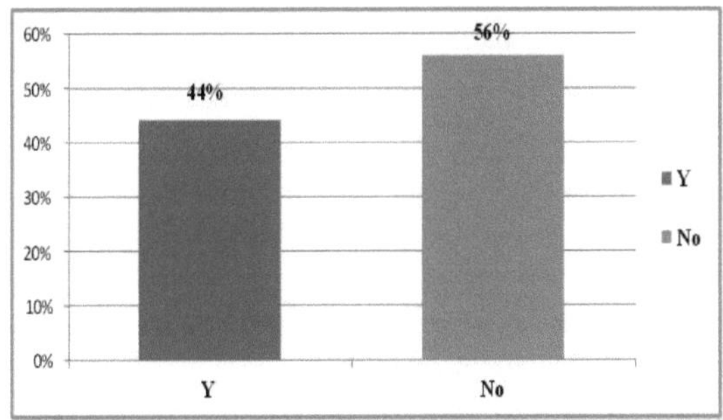


**Elaborado por**: Autores
**Fonte:** Inquérito.

**Análise:**

Os indicadores associados na área de esterilização não são facilmente visualizados, de modo a que o pessoal tenha a capacidade de efetuar o seu trabalho com segurança ao contar o equipamento e ao embalá-lo, a fim de evitar erros futuros. Os acidentes de trabalho ocorrem em média entre o pessoal de enfermagem, sendo que 44% do pessoal indicou ter sofrido acidentes de trabalho com cortes e/ou perfurações. Devido à falta de conhecimento das normas e padrões de manuseamento do material e instrumentos de esterilização, existe o risco de acidentes de trabalho.

**8. Formação sobre o manuseamento do equipamento de esterilização e a sua ?**

| CATEGORIA | # UTILIZADORES | % |
|---|---|---|
| Sim | 5 | 56 |
| Não | 4 | 44 |
| Total | 9 | 100% |

**Preparado por:** Autores
**Fonte:** Inquérito

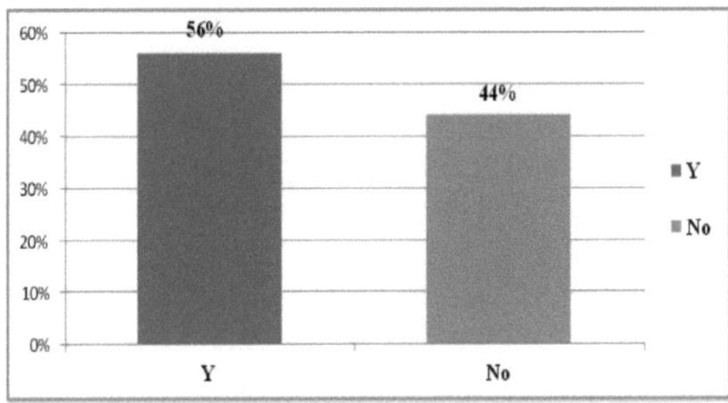


**Preparado por**: Autores
**Fonte:** Inquérito.

**Análise:**

Na área da esterilização, o pessoal recebeu dos fornecedores formação sobre o manuseamento de autoclaves e esterilizadores, uma vez que estes instrumentos são muito importantes para evitar riscos profissionais nesta área, aumentando assim a sensibilização do pessoal para evitar riscos profissionais na área acima referida.

**9. Conhecimento das instruções de atuação do pessoal de enfermagem em caso de acidente com material biológico, químico ou outro?**

| CATEGORIA | # UTILIZADORES | % |
|---|---|---|
| Sim | 3 | 33 |
| Não | 6 | 67 |
| Total | 9 | 100% |

**Elaborado por:** Autores
**Fonte:** Inquérito

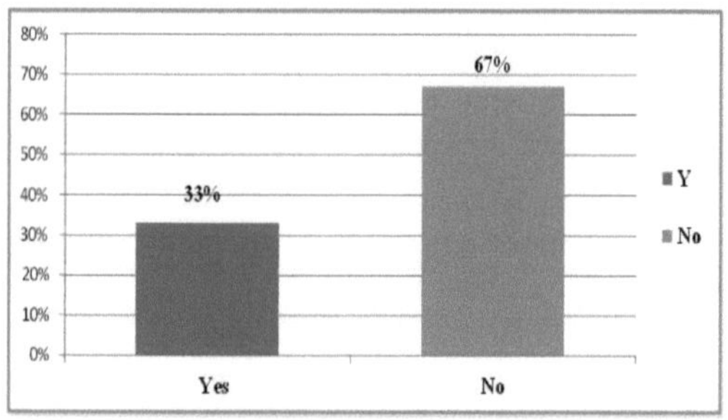


**Elaborado por**: Autores
**Fonte:** Inquérito.

**Análise:**

É importante conhecer o desconhecimento do pessoal de enfermagem sobre o procedimento de atuação em caso de acidente com materiais biológicos, químicos ou outros. 67% dos enfermeiros indicam que não conhecem o procedimento que devem adotar em caso de acidente deste tipo.

**10. Existência de conflitos entre o pessoal de enfermagem na área da esterilização?**

| CATEGORIA | # UTILIZADORES | % |
|---|---|---|
| Sim | 3 | 33 |
| Não | 6 | 67 |
| Total | 9 | 100% |

**Elaborado por:** Autores
**Fonte:** Inquérito

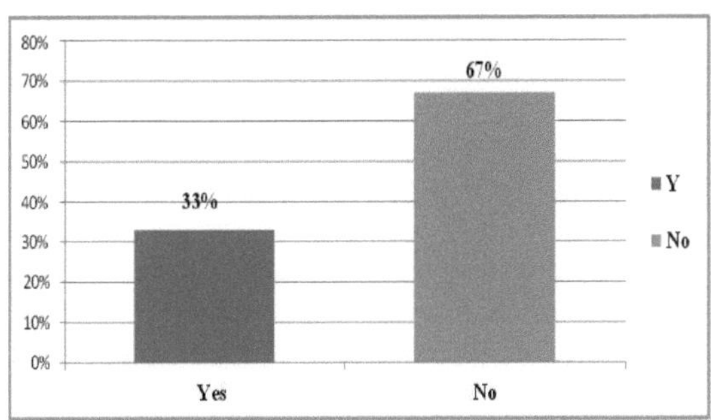


**Elaborado por**: Autores
**Fonte:** Inquérito.

**Análise:**

Não há conflitos entre o pessoal de enfermagem da área de esterilização, 67% do qual não tem formação para evitar riscos profissionais, mas trabalham em equipa para melhorar esta área, embora desconheçam alguns dos factores que podem conduzir a acidentes de trabalho.

**11. A unidade hospitalar dispõe de um plano de intervenção para prevenir os riscos profissionais na área da esterilização?**

| CATEGORIA | # UTILIZADORES | % |
|---|---|---|
| Sim | 1 | 11 |
| Não | 8 | 89 |
| Total | 9 | 100% |

**Elaborado por:** Autores
**Fonte:** Inquérito

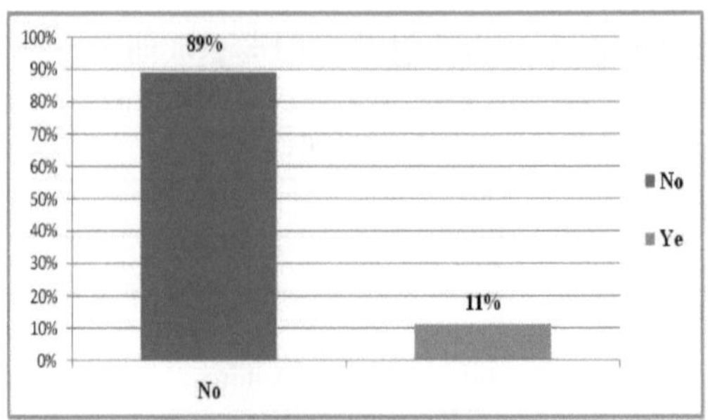


**Elaborado por**: Autores
**Fonte:** Inquérito.

**Análise:**

Com tudo o que foi explicado e analisado anteriormente, é evidente que não existe um plano de intervenção na unidade de saúde para prevenir os riscos profissionais, devido à falta de gestão na melhoria da área e na implementação de estratégias para identificar os factores, que devem ser socializados. Para além disso, insistir na formação sobre o manuseamento de equipamentos e instrumentos, de modo a tomar as decisões correspondentes com conhecimento.

**Risco profissional na instituição de saúde.**

O Hospital Geral Dr. Liborio Panchana Sotomayor, na área da esterilização, é composto por 9 enfermeiras com um horário rotativo, onde existe um problema de falta de conhecimentos para evitar riscos profissionais, onde o pessoal trabalha nesta área há anos e onde foi identificado o seguinte

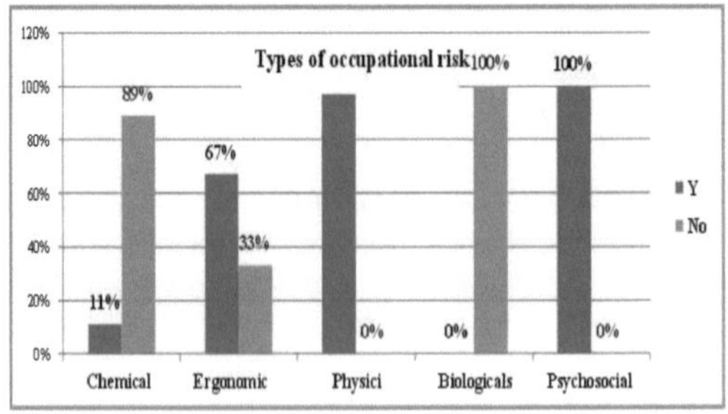


**Elaborado por**: Autores
**Fonte:** Inquérito.

**Análise:**

Dos nove (9) enfermeiros que trabalham na área da esterilização, pelo menos um sofreu um acidente com um **produto químico** (antissético), devido à falta de conhecimento e sensibilização para a utilização de equipamento de proteção.
Entre os riscos **ergonómicos,** seis (6) enfermeiros referiram dores e desconforto devido a movimentos frequentes e rápidos durante o transporte do material a esterilizar ou esterilizado, **riscos físicos** (todos sofreram pelo menos uma queimadura superficial durante o manuseamento de instrumentos) e, em termos de riscos **psicossociais**, nove (9) enfermeiros referiram a falta de organização e de um plano de intervenção em termos de formação frequente para melhorar o nível de conhecimentos na gestão da área de esterilização. No que respeita aos riscos biológicos, nenhum dos enfermeiros o referiu até à data.

**Interpretação dos resultados**

Do universo inquirido (pessoal de enfermagem), obtiveram-se informações que indicam a existência do problema, das suas causas e efeitos, bem como a possível solução de um plano de intervenção para evitar o risco profissional na área da esterilização no Hospital Geral Dr. Liborio Panchana Sotomayor, Cantão de Santa Elena, Província de Santa Elena, a fim de evitar o risco profissional e os acidentes na área da esterilização. Desta forma, expressa-se que a pesquisa é evidente e a ideia a ser defendida é confirmada.

## 2.4. VALIDAÇÃO OU VERIFICAÇÃO DA IDEIA PARA DEFENDER.

Este facto é validado pelos resultados das seguintes questões: a questão um do inquérito realizado mostra que não existe um manual de procedimentos para os protocolos de prevenção de riscos profissionais na área da esterilização, a questão dois do inquérito realizado mostra a inexistência de uma comissão de qualidade e prevenção de riscos profissionais e a necessidade de um plano de formação na referida área, a questão três do inquérito mostra que não sabem ou não estão esclarecidos sobre os factores de risco profissionais mais frequentes que causam problemas e tornam necessário um plano de formação sobre riscos profissionais. Hospital Liborio Panchana Sotomayor.

## 2.5. PROPOSTA DO INVESTIGADOR: MODELO, SISTEMA, METODOLOGIA, PROCEDIMENTO, ENTRE OUTROS, REALIZADOS PELO PESQUISADOR.

Com base na teoria dos autores sobre normas de biossegurança e risco profissional, propõe-se um plano de intervenção: Plano de Intervenção para evitar o risco laboral na área de esterilização do Hospital Geral Dr. Liborio Panchana Sotomayor, cantão de Santa Elena, província de Santa Elena.

## 2.6. Conclusões parciais do capítulo .

✓ A pesquisa de campo fundamentou o problema através da aplicação de inquéritos dirigidos às enfermeiras da área de esterilização do Hospital Geral Dr. Libório Panchana Sotomayor, cujas informações obtidas serão úteis para o desenvolvimento da proposta.

✓ A maioria dos enfermeiros concorda que não existem processos em vigor no hospital para a gestão de competências e capacidades para evitar riscos profissionais na área da esterilização.

✓ Foi possível identificar que existem factores como a eliminação não periódica de resíduos ou meios de proteção para evitar o risco profissional, uma vez que este tem sido feito de forma empírica e diária devido à falta de formação, sensibilização e de um manual de procedimentos e protocolos para a prevenção de riscos profissionais na esterilização.

✓ Com os resultados do inquérito, verificou-se a ideia a defender, uma vez que é necessário um plano de intervenção para prevenir os acidentes de trabalho entre o pessoal de enfermagem que trabalha no Hospital Geral, através da implementação da formação em riscos profissionais.

# CAPÍTULO III
# PROPOSTA E VALIDAÇÃO

## 3.1. Proposta.

PLANO DE INTERVENÇÃO PARA A PREVENÇÃO DE RISCOS LABORAIS NA ÁREA DE ESTERILIZAÇÃO DO HOSPITAL GERAL DR. LIBORIO PANCHANA SOTOMAYOR HOSPITAL GERAL, CANTÃO DE SANTA ELENA, PROVÍNCIA DE SANTA ELENA.

### 3.1.1. Localização da proposta .

A presente proposta situa-se na província de Santa Elena, cantão de Santa Elena, sector urbano localizado na estrada para Guayaquil, em frente ao cemitério geral do cantão, a Unidade de Saúde é um segundo nível de cuidados de saúde, o serviço da nossa investigação é a área de esterilização do Hospital Geral Dr. Liborio Panchana Sotomayor.

### 3.1.2. Duração da proposta .

A proposta a realizar tem um período de execução de seis meses.

### 3.1.3. Antecedentes da proposta .

O objetivo dos riscos profissionais no domínio da esterilização é identificar os riscos que podem ocorrer com o pessoal de saúde, determinar os efeitos negativos causados por esses riscos, elaborar um plano de medidas destinadas a preveni-los e servir igualmente de instrumento para unificar os critérios de prevenção.
A grande maioria dos acidentes de trabalho são evitáveis, sobretudo os graves e mortais; os acidentes de trabalho não são consequência de uma maldição bíblica ou de um tributo inevitável do trabalho, os acidentes são o resultado da consequência da falta de práticas preventivas que, pela sua natureza, são conhecíveis e aplicáveis.
O Hospital Geral Dr. Liborio Panchana Sotomayor é a unidade mais complexa da rede de serviços de saúde da Província de Santa Elena, regida por políticas e regulamentos ditados pelo Ministério da Saúde Pública do Equador, com formação contínua,

É de salientar que esta formação deve ser prioritária para as áreas de maior risco profissional, como é o caso da Unidade Central de Esterilização, que conta com nove enfermeiros. O centro de esterilização do Hospital Geral de Santa Elena é considerado o coração do hospital. Os riscos profissionais existentes na área de esterilização incluem todos os procedimentos físicos, mecânicos, biológicos e, de preferência, químicos, utilizados para destruir os germes patogénicos, nos quais se encontram os germes críticos (instrumentos ou objectos que são introduzidos diretamente na corrente sanguínea, por exemplo, instrumentos cirúrgicos, implantes, etc.) e semi-críticos (que estão em contacto com as mucosas intactas do paciente, por exemplo, tubos endotraqueais). O pessoal corre o risco de sofrer intoxicações, queimaduras, irritações oculares ou irritações, uma vez que está em contacto com as mucosas intactas do doente, correndo o risco de intoxicações, queimaduras, irritações oculares, problemas pulmonares, fadiga ocular, quedas, alergias, cortes, incêndios, manipulação constante de material contaminado, iluminação, ruído, avaria do equipamento, calor, choques eléctricos, gases esterilizantes, levantamento de instrumentos pesados.

O pessoal que trabalha nesta área não tem conhecimento da existência de um plano de intervenção para prevenir acidentes de trabalho, porque a área administrativa não prestou atenção a esta área de modo a ter um pessoal altamente treinado e permanente, não há sinais para diferenciar entre áreas contaminadas e estéreis, não há formação frequente para o seu conhecimento, uma vez que só trabalham com pessoal auxiliar e não têm pessoal profissional responsável, onde a supervisão contínua é realizada de modo a tomar decisões para prevenir acidentes de trabalho no centro de esterilização.

Na área da esterilização, é necessário determinar os efeitos negativos que estes riscos têm sobre a saúde, devendo ser elaborado um plano de intervenção para os prevenir, bem como instrumentos que devem ser adoptados de acordo com as normas e recomendações de segurança para que o pessoal possa obter as protecções correspondentes.

Faz parte de todos os processos de gestão administrativa, supervisão e controlo, indicadores de qualidade, efetuar a análise dos perigos existentes para evitar os riscos profissionais a que está exposto o pessoal que trabalha na área de esterilização do Hospital Geral.

Dr. Liborio Panchana Sotomayor, uma vez que não dispõe de um Plano de Intervenção nos Riscos Profissionais.

### 3.1.4. Justificação da proposta .

Em todas as instituições de saúde, a proteção dos recursos humanos em relação aos riscos da sua vida profissional deve ser garantida como medida de gestão em função da sua área de desenvolvimento. Podemos determinar que riscos profissionais são os perigos existentes na nossa tarefa de trabalho ou no nosso próprio ambiente ou local de trabalho, que podem causar acidentes ou qualquer tipo de acidentes que, por sua vez, são factores que podem causar lesões, danos físicos ou psicológicos, traumatismos, etc.

Com esta referência, consideramos como proposta alternativa de solução a implementação de um plano de intervenção para evitar riscos profissionais na área de esterilização do Hospital Geral Dr. Liborio Panchana Sotomayor, Cantão de Santa Elena, província de Santa Elena.

Com o objetivo de reduzir o risco profissional na área da esterilização na população em estudo. O objetivo é procurar estratégias de prevenção de acidentes de trabalho no âmbito de um plano de intervenção que beneficie a saúde global dos trabalhadores.

### 3.1.5. Beneficiários da proposta .

Direto: Enfermeiros da área de esterilização do Hospital Indireto: Equipa de saúde da instituição de saúde.

### 3.1.6. Viabilidade viabilidade técnica.

A Organização Mundial de Saúde afirma que a pedra angular da prática de biossegurança é a avaliação dos riscos. Embora existam muitas ferramentas para ajudar a avaliar o risco envolvido num determinado procedimento ou experiência, a componente mais importante é o julgamento profissional. As avaliações de risco devem ser efectuadas por quem tem o melhor conhecimento das caraterísticas específicas dos organismos a trabalhar, do equipamento e dos procedimentos a utilizar, com o objetivo de reduzir os riscos potenciais no local de trabalho. (OMS, 2023).

O projeto de investigação tem as caraterísticas e as condições técnicas e operacionais que garantem o cumprimento das suas metas e objectivos.

O processo de um programa de formação complementa as acções propostas e reforça os componentes descritos para prevenir acidentes de trabalho na área da esterilização.

Como complemento adicional à formação, com o objetivo de multiplicar os beneficiários, foi estruturado um mecanismo de prevenção para evitar acidentes de trabalho na área de esterilização do Hospital Geral Dr. Liborio Panchana Sotomayor, Cantão de Santa Elena, Província de Santa Elena.

A prevenção dos riscos profissionais é uma prioridade em qualquer atividade profissional. Para além de ser uma obrigação legal, moral e social da entidade patronal, exige o empenho e a participação ativa de todos os membros da instituição de saúde.

A avaliação dos riscos é a pedra angular da prática de segurança no trabalho, devendo ser efectuada pelas pessoas mais familiarizadas com as caraterísticas da instituição, dos equipamentos e dos procedimentos a utilizar. Uma vez efectuada a avaliação, esta deve ser revista periodicamente e sempre que necessário, de forma a prevenir acidentes de trabalho na área da esterilização.

### 3.1.7. Objectivos da proposta .

#### 3.1.7.1. Objetivo geral da proposta .

Evitar os riscos profissionais na área de esterilização do Hospital Geral Dr. Liborio Panchana Sotomayor, cantão de Santa Elena, província de Santa Elena.

### 3.1.7.2. Objectivos específicos da proposta .

- Desenvolver uma conceção e sistematização de um plano de intervenção através da formação.
- Elaborar um plano de saúde no trabalho e de prevenção de riscos.
- Obter um processo de verificação no âmbito da programação para evitar riscos profissionais.
- Elaborar um calendário de socialização para a formação em matéria de riscos profissionais e de medidas de prevenção.

## 3.1.8. MATRIZ DO QUADRO LÓGICO (Quadro n.º 13)

| QUADRO LÓGICO | | | | |
|---|---|---|---|---|
| | OBJECTIVOS | INDICADOR | MEIOS DE VERIFICAÇÃO | SUPOSIÇÕES |
| FIN | Contribuir para a prevenção de riscos profissionais na área de esterilização do Hospital Geral Dr. Liborio Panchana Sotomayor, Cantão de Santa Elena, Província de Santa Elena. | Aumentar para 75% o conhecimento do pessoal que trabalha na área da esterilização. | Utilização de indicadores de qualidade | Decisão pessoal de mudança |
| OBJECTIVO | Plano de Intervenção para evitar riscos profissionais na área de esterilização do Hospital Geral Dr. Liborio Panchana Sotomayor, Cantão de Santa Elena, Província de Santa Elena. | Reduzir em 75% o número de acidentes de trabalho do pessoal que trabalha na área da esterilização. | Avaliação do desempenho | As reformas institucionais no sector devem ser sustentadas e não catastróficas |
| COMPONENTES | Conceção e sistematização de um plano de intervenção através da formação. Plano de saúde | 100% dos utilizadores internos (enfermeiros) do centro de esterilização | Avaliação do desempenho | Processos administrativos |

| | | | | |
|---|---|---|---|---|
| | ocupacional e de prevenção de riscos: protocolos de atendimento e aplicação de indicadores de gestão e de qualidade. | aplicam os procedimentos normalizados do plano de intervenção. | | financeiros |
| ACTIVIDADES | Formação de talentos humanos em matéria de riscos profissionais. | | | |
| | Formação em medidas de prevenção no trabalho Socialização dos protocolos de cuidados aos utentes e aplicação de indicadores de gestão e de qualidade. | | | |

Elaborado por: Autores

### 3.1.9. Desenvolvimento da proposta .

#### 3.1.9.1. Conceção e sistematização de um plano de intervenção através da formação.

A conceção e sistematização de um plano de intervenção através da formação é importante, uma vez que o Hospital Geral Dr. Liborio Panchana Sotomayor tem uma Unidade de Ensino na sua organização estrutural. Consequentemente, será gerida uma intervenção perante o departamento de formação e ensino para evitar riscos laborais na área da esterilização, com o objetivo de obter pessoal altamente formado em processos de esterilização, capaz de integrar equipas multidisciplinares, a fim de garantir: A qualidade microbiológica dos dispositivos e instrumentos biomédicos, adequada para a sua utilização e a segurança do pessoal que realiza as tarefas de esterilização, reduzindo os riscos laborais.

**Formação.**

A formação é um processo educativo de curta duração, aplicado de forma sistemática e organizada, através do qual as pessoas adquirem conhecimentos específicos relacionados com o trabalho, atitudes em relação a aspectos da organização da tarefa e do ambiente e desenvolvimento de competências.

O conteúdo da formação pode incluir quatro tipos de mudança de comportamento:
Transmissão de informação.
Desenvolvimento e competências.
Desenvolvimento ou modificação das atitudes. Desenvolvimento de conceitos.

Assim, fornece os elementos teóricos e práticos para que os profissionais e não profissionais da saúde possam atuar eficazmente na sua área de trabalho institucional.

A sua importância reside no objetivo de contribuir com uma ferramenta básica para o pessoal que trabalha na área da esterilização, onde é necessário cumprir com uma elevada qualidade de conhecimentos para evitar riscos profissionais, propondo um modelo de formação e desenvolvimento contínuo da aprendizagem para evitar acidentes profissionais na área da esterilização.

Pretende-se que, com a implementação da conceção e sistematização de um plano de formação, se aumente o nível de conhecimentos dos enfermeiros e restante pessoal, melhorando o nível de conhecimentos e aumentando assim o prestígio da instituição.

### 3.1.9.2. Plano de saúde no trabalho e de prevenção de riscos.

Para que a área de esterilização funcione corretamente, é necessário que o pessoal seja capaz de observar os manuais de funcionamento e as normas de desempenho, que devem estabelecer no seu conteúdo desde os princípios básicos até aos procedimentos mais avançados e actualizados.O objetivo é dotar o Hospital Geral Dr. Libório Panchana Sotomayor de um instrumento que sirva de guia para sistematizar o processo de um plano de saúde ocupacional e de prevenção de riscos e para reforçar o desenvolvimento profissional no local de trabalho.

O plano de saúde ocupacional e de prevenção de riscos reveste-se de grande importância, tendo em conta a aplicação de um modelo de formação e desenvolvimento através da elaboração de planos de ação específicos, que apresentam uma sequência lógica e atempada de cada uma das fases do processo de formação.

**Políticas.**

As instituições têm políticas que conduzem adequadamente à realização dos objectivos gerais da organização ou da instituição de saúde, sendo também necessário determinar as que orientam a formação e o desenvolvimento do profissional. Estas incluem as seguintes:
Estabelecer um programa de formação e desenvolvimento contínuo.
Participar no desenvolvimento profissional da enfermagem através de uma formação de elevada qualidade.
Incluir ativamente as áreas envolvidas no processo de ensino para a prevenção de riscos profissionais.
Analisar o financiamento necessário para a formação, se for caso disso.
Avaliar de forma persistente se os conhecimentos adquiridos na formação estão a ser transmitidos aos enfermeiros e a outras pessoas.

**Protocolos de cuidados e aplicação de indicadores de gestão e de qualidade.**

É de salientar que a área da esterilização é a parte operacional mais importante do sistema ou conjunto de procedimentos científicos destinados a preservar os equipamentos, instrumentos, materiais, fornecimentos ou instalações hospitalares de germes ou micróbios, que devem ser considerados como potencialmente infecciosos, pelo que devem ser tomadas precauções suficientes para evitar a ocorrência de riscos profissionais entre o pessoal de saúde. O objetivo geral é sistematizar, aconselhar, conduzir e controlar a gestão dos cuidados de saúde e a prevenção de acidentes de trabalho, fornecendo protocolos e indicadores de gestão da qualidade de forma abrangente na área da esterilização nos diferentes níveis de vigilância, com enfoque nos cuidados de saúde primários abrangentes, garantindo que estes sejam de qualidade, calorosos, atempados e sem riscos. Uma parte importante dos problemas de gestão da qualidade pode ser antecipada através da adoção de medidas antes da sua ocorrência. Esta deve ser a abordagem adoptada pelo estabelecimento. O primeiro passo é dotar a instituição de saúde de todos os requisitos estruturais básicos necessários ao funcionamento dos sistemas de qualidade e implementar processos de avaliação nas diferentes áreas, especialmente na esterilização, para evitar riscos profissionais para o pessoal que aí trabalha.

Todas as actividades descritas na área de esterilização do hospital devem ter um responsável e funções formalmente atribuídas pela instituição. A atribuição de funções e responsabilidades pode ser incluída nos respectivos manuais de procedimentos ou protocolos que regulam a atividade, ou pode ser incluída separadamente em documentos independentes determinados pela instituição.

Devem ser criadas estruturas organizacionais nos casos em que seja necessário fazer referência à existência de estruturas ou modelos organizacionais específicos, por exemplo, um comité ou um sistema de esterilização centralizado, que devem ser inscritos num documento institucional. Verificar se as estruturas possuem os atributos necessários, por exemplo, em termos da profissão ou do nível de formação dos membros da estrutura (no caso do comité de controlo dos riscos profissionais), ou das funções a desempenhar. As actividades de avaliação consistem geralmente em medições sistemáticas e periódicas do cumprimento de uma prática na área da esterilização, em comparação com uma norma de referência. O padrão é a norma interna do hospital, o protocolo ou o manual de procedimentos institucionais , que indica "como" essas práticas devem ser realizadas. O cumprimento da prática pode ser verificado através da análise de registos, registos informáticos, actividades de supervisão ou outros. Os resultados são mais frequentemente expressos como uma proporção de conformidade com a norma (por exemplo, % de casos em que o procedimento foi aplicado como pretendido na prevenção de acidentes de trabalho). Outras variantes das actividades de avaliação incluem auditorias a acontecimentos adversos, inquéritos e avaliações de natureza qualitativa. De um modo geral, podemos analisar que os indicadores de qualidade podem ser definidos como "parâmetros mensuráveis, explicitamente definidos, que se referem a estruturas, processos ou resultados dos cuidados e que são considerados como estando ligados à qualidade dos cuidados". Os seus principais objectivos são: documentar a qualidade dos processos na área da esterilização e avaliar a sua evolução, documentar os resultados e compará-los com os padrões de referência ou avaliar a sua evolução, a fim de evitar riscos profissionais.

### 3.1.9.3. Processo de verificação no âmbito da programação para evitar riscos profissionais.

O objetivo geral é aumentar a eficácia do centro de esterilização, a formação para contribuir para elevar o nível de conhecimentos e, por conseguinte, a eficácia do talento humano na prevenção de acidentes de trabalho e melhorar a integração das equipas de trabalho.
A falta de conhecimento refere-se à falta de consciência da existência da recomendação dada pela instituição. Muitos profissionais de saúde simplesmente não aplicam os procedimentos porque não sabem que existe uma norma, um protocolo ou um manual institucional, ou porque não tiveram tempo para os rever.
No final de uma ação de formação e desenvolvimento, deve ser verificado o nível de aprendizagem do pessoal de enfermagem e dos restantes participantes, de modo a dar feedback sobre os seus conhecimentos e avaliar o seu desempenho, utilizando instrumentos de avaliação, bem como obter informações relacionadas com o custo-benefício da formação e registar a assiduidade do pessoal em formação. É essencial acompanhar a formação através da realização de acções para verificar se os conhecimentos adquiridos são postos em prática com o objetivo geral de prevenir os riscos profissionais na área da esterilização da instituição.

### 3.1.9.4. Calendário de socialização para a formação em matéria de riscos profissionais e medidas de prevenção.

Um plano de formação para a prevenção de riscos profissionais na área da esterilização deve ser socializado e divulgado para sensibilizar o pessoal de saúde (enfermeiros), bem como os utentes e os beneficiários externos. Face ao exposto, deverá ser assegurada a informação e formação sobre os direitos e deveres laborais, doenças profissionais e riscos biológicos que possam ocorrer na área de esterilização, bem como estabelecer princípios básicos de atuação para prevenir riscos de acidentes e doenças profissionais, proteger a saúde do pessoal de saúde e colocá-lo e mantê-lo numa ocupação de acordo com as suas condições fisiológicas e psicológicas.Implementar regularmente programas de formação contínua para proteção dos utentes internos da área de esterilização. É de salientar que a equipa de saúde que trabalha num estabelecimento hospitalar de segundo nível de cuidados está exposta a inúmeros riscos, capazes de provocar alterações ou patologias profissionais, e os serviços de esterilização não são exceção para a ocorrência de riscos profissionais. Pelo contrário, podemos afirmar que se trata de um local de trabalho que comporta um risco profissional elevado, que pode ser de natureza diversa, sendo os mais comuns: físicos, químicos, biológicos e ergonómicos. A formação, a comunicação e a regulamentação interna são as principais estratégias de prevenção dos riscos profissionais, bem como a aplicação de actividades de barreira física e química, a gestão adequada dos resíduos e a sua universalidade, mantendo uma relação direta com a equipa de saúde para identificar rapidamente os factores ambientais (humidade, vapor, calor) que afectam os limites normais de conforto. Formar o pessoal sobre as posturas de trabalho corretas e os movimentos naturais a aplicar ao deslocar cargas, levantar pesos, etc. Ter em conta a utilização de meios auxiliares, como a mobilização ou o equipamento mecânico adequado, para evitar a fadiga e as perturbações músculo-esqueléticas. Estabelecer uma rotação de actividades entre o pessoal para evitar a monotonia do trabalho. O plano inclui igualmente a avaliação dos riscos, as medidas de proteção, o plano de emergência, bem como as medidas de atualização. A fim de prevenir os riscos profissionais, a área de esterilização deve cumprir os regulamentos aplicáveis à gestão dos riscos profissionais. Supervisão direta da unidade, com presença física da unidade por peritos na matéria, efectuando o controlo direto da área de esterilização, em termos de higiene e segurança da equipa de saúde que trabalha na área de esterilização. O objetivo principal é dispor de políticas de gestão para evitar os riscos profissionais na área da esterilização, de modo a incorporar uma atitude preventiva por parte do pessoal de enfermagem que trabalha no hospital, desenvolvendo continuamente planos de intervenção sob programação e socialização efectiva.

### 3.1.9.5. Calendário de execução da proposta (quadro n.º 13)

| ACTIVIDADES | ANO 2015 | | | | | | RESPONSÁVEL |
|---|---|---|---|---|---|---|---|
| | ABRIL | MAIO | JUNHO | JULHO | AGOSTO | SETEMBRO | |
| Conceber e sistematizar um plano de intervenção formativa | | | | | | | Diretor do Hospital Geral Dr. Liborio Panchana Sotomayor |
| Plano de saúde ocupacional e de prevenção de riscos: protocolos de atendimento e aplicação de indicadores de gestão e de qualidade. | | | | | | | |
| Programa de socialização para a formação em prevenção e riscos profissionais . | | | | | | | |
| Verificação: programação para evitar os riscos profissionais. | | | | | | | |
| Elaborado por: Autores | | | | | | | |

### 3.1.9.6. Plano de Intervenção Quadro 14)

**Conhecimento dos riscos ocupacionais entre o pessoal de enfermagem que trabalha na área de esterilização do Hospital Geral Dr. Liborio Panchana Sotomayor.**

**Objetivo**: Contribuir para a melhoria do ambiente de trabalho do pessoal de enfermagem na área da esterilização do H.G.L.P.S., sensibilizando e consciencializando as autoridades e o pessoal para estas questões e para a forma de as reduzir e/ou prevenir.

<table>
<tr><th>PROBLEMA</th><th>ACÇÕES</th><th>RESPONSÁVEL</th><th>TEMPO</th><th>OBSERVAÇÃO</th></tr>
<tr><td rowspan="2">Conhecimento insuficiente das autoridades institucionais e do pessoal de enfermagem sobre os riscos profissionais.</td><td>Transferência do documento de investigação elaborado com o objetivo de sensibilizar as autoridades e os quadros superiores para os riscos profissionais a que o pessoal de enfermagem está exposto no domínio da esterilização.</td><td rowspan="2">Autoridades hospitalares</td><td rowspan="2">20 horas</td><td rowspan="2">Seminário-workshop</td></tr>
<tr><td>Conceber e aplicar um plano de formação sobre os riscos profissionais na área da esterilização.<br>Realizar um plano de formação e de sensibilização para os riscos profissionais na zona de esterilização.</td></tr>
<tr><td>Elevada taxa de riscos profissionais ergonómicos, físicos e psicossociais.</td><td>Conceber e aplicar normas de procedimento em matéria de riscos profissionais ergonómicos, físicos e psicossociais.<br>Precauções universais<br>Utilização de elementos de proteção.</td><td colspan="3">Diretor/Gestor da instituição</td></tr>
<tr><td colspan="5">Elaborado por: Autores</td></tr>
</table>

**3.1.9.7. Ação de formação sobre os riscos profissionais para o pessoal de enfermagem que trabalha na área da esterilização do Hospital Geral Dr. Liborio Panchana Sotomayor (quadro n.º 15).**

**Competência**: Desenvolver no pessoal de enfermagem conhecimentos e habilidades que lhes permitam orientar com um instrumental teórico-prático frente aos diferentes riscos que se geram na área de esterilização do H.G.L.P.S. **Carga Horária:** 20 horas

| COMPETÊNCIAS ESPECÍFICAS | QUESTÕES | METODOLOGIA | CRITÉRIO DE AVALIAÇÃO | APOIO LOGÍSTICO |
|---|---|---|---|---|
| Tendência crítica e analítica na aplicação de regras e procedimentos de prevenção de riscos profissionais. | Definição de risco Fundamentos de saúde e segurança no trabalho Saúde Doença Relação entre saúde e trabalho. Riscos: Biológico Químico Químico Ergonómico Físico Físico Psicossocial. Acidente, doença profissional, regulamentação legal | Desenvolvimento: Bem-vindo Avaliação de conhecimentos. Apresentação didática pelo orador com o apoio do pessoal de enfermagem, sessão de perguntas e respostas para esclarecer as dúvidas dos participantes. Final: Workshop em grupo Aprendizagem baseada em problemas | Aplica procedimentos de trabalho seguros: 1.-Modelo de precauções 2.- Manuseamento de materiais cortantes e quentes 3.- Colocação e utilização corretas dos equipamentos de proteção individual. Aplicação correta dos procedimentos em caso de acidente. | Sala de eventos. Projetor de imagem. Quadro negro acrílico. Folha de anotações. Lápis. Marcadores. |
| Elaborado por: Autores | | | | |

**3.1.9.8. Orçamento total (quadro n.º 16)**

| PROPOSTA | | ANO 2024 |
|---|---|---|
| Conceção e sistematização de um plano de formação. | | $ 700,00 |
| Plano de saúde ocupacional e de prevenção de riscos: protocolos de atendimento e aplicação de indicadores de gestão e de qualidade. | | $ 870,00 |
| Calendário de socialização para a formação em matéria de riscos profissionais e medidas de prevenção. | | $ 50,00 |
| Verificação: programação para evitar os riscos profissionais. | | $ 50,00 |
| Pausa para café. | | $ 150,00 |
| TOTAL: | | $ 1.820,00 |
| Elaborado por: Autores | | |

## 3.2. VALIDAÇÃO DA PROPOSTA.

O Dr. Manuel San Martín Abarca, com competências técnicas em matéria de gestão administrativa e hospitalar e de cuidados de saúde primários, foi considerado como a estrutura de investigação especializada para a validação da proposta, que é viável e exequível.

## 3.3. Conclusões parciais do capítulo.

Depois de propor um plano de intervenção para a prevenção de riscos profissionais na área de esterilização, chegou-se às seguintes conclusões: O objetivo dos riscos profissionais na área de esterilização é identificar os riscos que podem ocorrer com o pessoal de saúde, determinar os efeitos negativos causados por esses riscos, elaborar um plano de medidas destinadas a preveni-los e também servir de instrumento para unificar os critérios de prevenção. O objetivo geral é evitar os riscos profissionais na área de esterilização do Hospital Geral Dr. Liborio Panchana Sotomayor, Santa Elena, Província de Santa Elena. A finalidade do plano de intervenção é prevenir os riscos profissionais na área de esterilização do Hospital Geral Dr. Liborio Panchana Sotomayor, Cantão de Santa Elena, Província de Santa Elena, e contribuir para a prevenção dos riscos profissionais na área de esterilização do Hospital Geral Dr. Liborio Panchana Sotomayor, Cantão de Santa Elena, Província de Santa Elena: Conceção e sistematização de um plano de intervenção através da formação, 2. Plano de saúde ocupacional e prevenção de riscos, 3. Foram realizadas as seguintes actividades: Formação de talento humano em riscos laborais, formação em medidas de prevenção laboral e aplicação de indicadores de gestão e qualidade.

# CONCLUSÕES GERAIS.

Uma vez investigada a área de esterilização do Hospital Geral Dr. Libório Panchana Sotomayor, de acordo com as linhas de investigação e seguindo as indicações do presente manual de investigação, podemos concluir que:Através da investigação realizada, foi possível identificar que o pessoal de enfermagem presta cuidados sem conhecimentos na gestão da área de esterilização, de forma a evitar acidentes de trabalho evitáveis, devido à inexperiência por falta de formação na atualização dos conhecimentos sobre os riscos.O pessoal de enfermagem desconhece e tem fragilidades na identificação de factores, bem como a não utilização de estratégias fundamentais, devido à falta de formação para atuar na área da esterilização, todos estes factores têm feito com que não evitem os riscos profissionais no hospital.A falta de um plano de intervenção para gerir as estratégias de risco profissional para prevenir acidentes tem afetado diretamente o bem-estar do pessoal que trabalha na área da esterilização e, por conseguinte, tem impacto na saúde preventiva de todo o pessoal da instituição.

## RECOMENDAÇÕES

De acordo com as conclusões gerais da investigação, recomenda-se que

- À instituição de saúde para que estude e aceite a proposta de um plano de intervenção para evitar riscos profissionais na área da esterilização, considerando as estratégias básicas de prevenção, promoção e socialização de acidentes de trabalho, em conformidade com os objectivos definidos.
- Ao nível da gestão, proceder regularmente à análise e ao acompanhamento dos riscos profissionais, tomando decisões atempadas para garantir a integridade da equipa de saúde.
- Formação de toda a equipa de saúde sobre a importância de evitar os riscos profissionais e o seu impacto na integridade física do pessoal de saúde.
- Um plano de intervenção deve ser socializado e divulgado através de formação para prevenir os riscos profissionais na área da esterilização, a fim de sensibilizar o pessoal de saúde (enfermeiros), bem como os utilizadores e os beneficiários externos.

## BIBLIOGRAFIA

Aguilar, E. (2021). Proceso de control y Mejoramiento de Salud Pública. Quito, Equador.
Ambriz Tapia, A. (2018). O Projeto de Intervenção. Projectos de Intervenção.

Diploma de gestão urbana.
Benenson, A. (2006). Manual for the Control of Communicable Diseases in Man. Washington: Publicação Científica No. 564.

Castro, S. A. (2017). Unidade periférica de prevenção de riscos laborais. Espanha.
Comunidade Andina, C. (2005). Resolução 957 Reglamento del instrumento Andino de seguridad y salud en el trabajo.

Constituinte, A. (2008). Constituição da República do Equador. Alfaro.
Cortes, J. (2007). Tecnicas de prevencion de riesgos laborales, seguridad e higiene en el trabajo. Madrid, Espanha: Tébar.

Escola de Engenharia Biomédica, E. S. (2017). Manual de Segurança Hospitalar. Faculdade de Ciências Médicas, U. d. (2021).
Ferlie, E. (2017). A nova gestão pública em ação. Oxford: Oxford University Press.
Fernandez, S. (2012). Bajas Coberturas. La Tercera.
Fierro, M. (2021). Factores de risco no Centro de Esterilização Hospitalar.

Latacunga.
Fuster Ruiz, M. (2008). Desenho de projectos de intervenção. México. Ignacio, U. S. (2020). Classificação de Riscos Profissionais. Bogotá.
MAIS-FCI 2018. (s.d.). Manual del Modelo de Atención Integral de Salud, Familiar, Comunitario e Intercultural. Quito Equador.

Ministério da Saúde Pública, C. (2020).
Ministério da Saúde Pública, E. (2022). Manual de Normas Técnicos - Administrativos. Quito.
Molina, G. (2009). Tendências na gestão dos serviços de saúde. Escola Nacional de Saúde Pública, 73.

MINISTÉRIO DA SAÚDE (2022). Gestão de resíduos infecciosos na rede de serviços de saúde do Equador. Quito.

NATURA, F. (2003). Seguridad y Salud Ocupacional. Quito.
NIOSH. (2007). Riscos profissionais na esterilização. Publicação n.º 2000-108. OMS. (2023). Manual de Biossegurança (3ª edição). México.
OPS. (2022). Saúde e Segurança dos Trabalhadores do Setor da Saúde. Washington, DC.
Patón Jesús, M. (2021). Guia Básica de riscos laborais específicos no sector sanitário. Federação e sectores da saúde.
Patón, J. M. (2021). Guia básico de riscos laborais.
Rodriguez, M. (2015). Central de Esterilización. Havana Cuba.
Román, A. (2012). Conceitos básicos e definições de gestão clínica. Revista Biomédica.

Ruiz, C. (2010). Organização Mundial da Saúde/Organização Pan-Americana da Saúde.
Saúde Pública, M. (2018). Manual de Normas y Procedimientos. Quito.

Velasco, L. (2018). Práticas Preventivas. Quito.

# ANEXOS

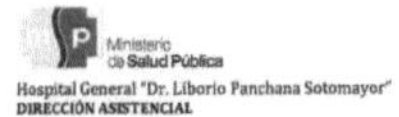

Hospital General "Dr. Liborio Panchana Sotomayor"
**DIRECCIÓN ASISTENCIAL**

Santa Elena, 04 de febrero del 2015

**CERTIFICADO**

**QUE EL SUSCRITO DIRECTOR MÉDICO ASISTENCIAL DEL HOSPITAL GENERAL "DR. LIBORIO PANCHANA SOTOMAYOR" CERTIFICA:**

Que la señorita licenciada **SAAVEDRA ALVARADO ELSIE ANTONIETA** con C.I. 1204481608 realizó como estructura de trabajo de investigación, previo a la obtención del título de Magíster en Gerencia de Servicios de Salud de la Universidad Regional Autónoma de los Andes, extensión Santo Domingo, con el tema: **PLAN DE INTERVENCIÓN PARA EVITAR EL RIESGO LABORAL EN EL ÁREA DE ESTERILIZACIÓN EN EL HOSPITAL GENERAL "DR. LIBORIO PANCHANA SOTOMAYOR, CANTÓN SANTA ELENA, PROVINCIA SANTA ELENA.**

La misma que doy fe a la validación de la propuesta siendo esta viable y factible para la Institución de Salud.

Autorizo a la interesada a hacer uso del que estime conveniente al presente documento.

Es todo lo que puede certificar en honor a la verdad.

Atentamente,

Dr. Miguel San Martín Abarca
**DIRECTOR MÉDICO ASISTENCIAL HGLPS**
**C.c. Archivo.-**

| | | SUMILLA |
|---|---|---|
| ELABORADO: | Ninfa Rengifo M. | |
| REVISADO: APROBADO: | Dr. Miguel San Martín Abarca | |

Av. Marquez de la Plata S/N frente al Cementerio de Santa Elena
Teléfonos: 593 (4) 2942611 ext.: 171
www.msp.gob.ec

## ANEXO # 1. QUESTIONÁRIO DE PERGUNTAS PARA O INQUÉRITO AO PESSOAL DE ENFERMAGEM DA ÁREA DA ESTERILIZAÇÃO HOSPITAL GERAL DR. LIBORIO PANCHANA SOTOMAYOR HOSPITAL GERAL DE SANTA ELENA UNIVERSIDADE REGIONAL AUTÓNOMA DOS ANDES EXTENSÃO SANTO DOMINGO UNIDADE DE PÓS-GRADUAÇÃO MESTRADO EM GESTÃO DE SERVIÇOS DE SAÚDE

**SELECCIONAR A CAIXA CORRECTA COM UM X**

1. ***Conhecimento de um Manual de Procedimentos-Protocolos para a prevenção dos riscos profissionais em esterilização? para a prevenção dos riscos profissionais em esterilização?***

*Sim Não*

2. ***A unidade hospitalar dispõe de um comité de qualidade da esterilização e de prevenção dos riscos profissionais?***

*Sim Não*

3. ***Identificação dos factores de risco profissional na área da esterilização?***

*Químicos Ergonómico Físico Físico Biológico Psicossocial*

4. ***Os sistemas ou vias de circulação na zona de esterilização estão bem iluminados?***

*Sim Não*

5. ***Existem materiais e meios de proteção disponíveis para proteger contra acidentes na área de esterilização?***

*Sim Não*

6. ***Remoção regular de manchas ou resíduos de substâncias perigosas ou contaminantes na área de esterilização?***

*Sim Não*

7. ***Acidentes com cortes e/ou perfurações de materiais curtos e cortantes?***

*Sim Não*

8. ***Formação sobre o manuseamento do equipamento de esterilização e a sua ?***

*Sim Não*

9. ***Conhecimento das instruções de atuação do pessoal de enfermagem em caso de acidente com material biológico, químico ou outro?***

*Sim Não*

10. ***Existência de conflitos entre o pessoal de enfermagem na zona de esterilização?***

*Sim Não*

11. ***A unidade hospitalar dispõe de um plano de intervenção para prevenir os riscos profissionais na área da esterilização?***

*Sim Não*

***Preparado por**: Autores*

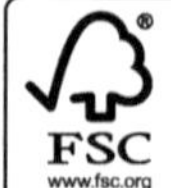


MIX
Papier aus verantwortungsvollen Quellen
Paper from responsible sources
FSC® C105338

Printed by Books on Demand GmbH, Norderstedt / Germany